PERINATAL CARE
ペリネイタルケア 2015年 新春増刊

妊婦さんへの説明にそのまま使える

イラストで
ハイリスク妊娠がわかる本

川崎医科大学産婦人科学2教授 **中田雅彦** 編著

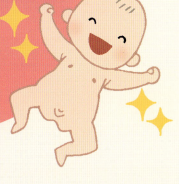

MC メディカ出版

はじめに

このたび、ペリネイタルケア2015年新春増刊『妊婦さんへの説明にそのまま使える　イラストでハイリスク妊娠がわかる本』が刊行されました。本書は、読者の皆さんに大好評をいただいています姉妹誌ネオネイタルケア増刊『家族への説明に使える！　イラストでわかる新生児の疾患・治療・ケア』を模範として、妊婦さんやご家族にわかりやすい説明ができる本、しかも、医療従事者にもわかりやすく役立つ本を目標に編集しました。

妊婦さんやご家族の理解を助けるために「妊婦向けページ」として、最初にイラストで疾患などの概念を示し、そのまま説明に用いてもよいように内容をコンパクトにした説明文をつけています。妊娠・出産では、「まさか私が」といった不安にさいなまれる妊婦さんやご家族は決して少なくないと思います。本書のイラスト付きの解説をご本人やご家族と共有しながら説明することで、理解を深め、安心して疾患を捉えることができるように工夫しています。

また、「妊婦向けページ」に続いて「医療者向けページ」を設けました。医療従事者にとって多忙な診療業務の中で分厚い難解な医学書を常に紐解くことは難しく、いつでもどこでもポイントを押さえて知識を確認し、インフォームド・コンセントにすぐさま役立つような情報を含んだ医療者向けの内容があることは大変役に立つことでしょう。

執筆陣は編者の独断で、医療現場の第一線で活躍中の"比較的若手"の医師をたくさん選びました。常日頃から患者さんに向き合って共に悩み過ごしている皆さんだからこそできる2015年の新春を飾るホットなコンテンツとなっています。

周産期疾患の理解とインフォームド・コンセントに本書を最大限役立てていただければ幸いです。

2015年1月

川崎医科大学産婦人科学２教授　中田雅彦

妊婦さんへの説明にそのまま使える

イラストで ハイリスク妊娠がわかる本

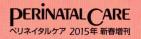
PERINATAL CARE ペリネイタルケア 2015年 新春増刊

CONTENTS

はじめに ──── 3
編集・執筆者一覧 ──── 6
本増刊の使い方 ──── 8

第1章 産科合併症

1	妊娠悪阻	10
2	異所性妊娠	16
3	切迫流産（〜妊娠12週）	22
4	子宮頸管無力症	26
5	切迫早産	32
6	貧血	38
7	やせ・肥満	44
8	羊水過多	48
9	羊水過少	54
10	妊娠高血圧症候群	60
11	常位胎盤早期剥離	66
12	前置胎盤	74
13	癒着胎盤	80
14	胎位異常（骨盤位）	88
15	前期破水	96
16	過期妊娠	102

17 既往帝王切開 ……………………………………… 108

18 予定帝王切開 ……………………………………… 114

第**2**章 合併症妊娠

1 耐糖能異常合併妊娠 ……………………………… 122

2 腎疾患合併妊娠 …………………………………… 130

3 心疾患合併妊娠 …………………………………… 136

4 甲状腺疾患合併妊娠 ……………………………… 142

5 気管支喘息合併妊娠 ……………………………… 150

6 子宮筋腫合併妊娠 ………………………………… 156

7 HBV合併妊娠 ……………………………………… 162

8 てんかん合併妊娠 ………………………………… 170

9 全身性エリテマトーデス合併妊娠 ……………… 176

10 うつ病合併妊娠 …………………………………… 182

第**3**章 胎児の異常

1 双 胎 ………………………………………………… 190

2 胎児発育不全 ……………………………………… 196

3 心室中隔欠損症 …………………………………… 204

4 口唇口蓋裂 ………………………………………… 210

5 ダウン症候群 ……………………………………… 216

6 NICUってこんなところ ………………………… 222

索 引 ———— 230

表紙／本文デザイン　森本良成
表紙／本文イラスト　八代映子

編集・執筆者一覧 (50音順)

● 編 集

中田雅彦······川崎医科大学産婦人科学2教授

● 執 筆

青木宏明······東京慈恵会医科大学附属病院総合母子健康医療センター産婦人科助教

荒田尚子······国立成育医療研究センター周産期・母性診療センター母性内科医長

岩垣重紀······国立病院機構長良医療センター産科

岩下光利······杏林大学医学部付属病院産科婦人科学教室教授

大道正英······大阪医科大学産婦人科教授

小濱大嗣······福岡大学病院総合周産期母子医療センター産科医長

甲斐克秀······宮崎市郡医師会病院周産期母子医療センター長／産婦人科科長

兼重照未······国立成育医療研究センター周産期・母性診療センター臨床研究員

川本　豊······川崎医科大学附属病院新生児科教授

釘島ゆかり···国立病院機構長崎医療センター産婦人科

上妻友隆······久留米大学医学部産科婦人科学教室助教

齋藤　滋······富山大学医学薬学研究部産科婦人科学教室教授

酒井啓治······杏林大学医学部付属病院産科婦人科学教室准教授

笹原　淳······大阪府立母子保健総合医療センター産科医長

下屋浩一郎···川崎医科大学産婦人科学1主任教授

神農　隆······聖隷浜松病院総合周産期母子医療センター産科・周産期科主任医長

杉林里佳······国立成育医療研究センター周産期・母性診療センター胎児診療科

住江正大······福岡市立こども病院産科

関沢明彦······昭和大学医学部産婦人科学講座教授

鷹野真由実···川崎医科大学附属川崎病院産婦人科臨床助教

田中博明······国立循環器病研究センター周産期科・婦人科

堤　誠司······山形大学医学部産科婦人科講師・病院教授

寺井義人······大阪医科大学産婦人科准教授

永井立平……高知医療センター産科医長

中田雅彦……川崎医科大学産婦人科学2教授

西久保敏也……奈良県立医科大学附属病院総合周産期母子医療センター新生児集中治療部門准教授

長谷川潤一……昭和大学医学部産婦人科学講座講師

早田　桂……岡山大学病院産科婦人科助教

平松祐司……岡山大学病院産科婦人科教授

藤田太輔……大阪医科大学産婦人科助教

藤本洋樹……川崎医科大学附属病院新生児科臨床助教

前野泰樹……久留米大学医学部小児科学教室准教授／久留米大学病院総合周産期母子医療センター新生児センター長

牧志　綾……兵庫県立こども病院周産期医療センター産科医長

増崎英明……長崎大学医学部産科婦人科学教室教授

松島実穂……杏林大学医学部付属病院産科婦人科学教室

三浦清徳……長崎大学医学部産科婦人科学教室准教授

三輪一知郎……山口県立総合医療センター産婦人科部長

村田　晋……川崎医科大学附属川崎病院産婦人科講師

村田将春……九州大学病院総合周産期母子医療センター母性胎児部門

森　悦秀……九州大学大学院歯学研究院口腔顎顔面病態学講座口腔顎顔面外科学分野教授

森川　守……北海道大学大学院医学研究科産科・生殖医学分野講師／北海道大学病院産科・周産母子センター病棟医長

安日一郎……国立病院機構長崎医療センター産婦人科部長

山本祐華……順天堂大学医学部産婦人科学講座准教授

吉田　敦……長崎大学医学部産科婦人科学教室准教授

吉松　淳……国立循環器病研究センター周産期科・婦人科部長

米田　哲……富山大学附属病院産婦人科診療准教授

米田徳子……富山大学附属病院産婦人科診療講師

李　理華……山口大学医学部産科婦人科助教

本増刊の使い方

本増刊では、ハイリスク妊娠についてわかりやすく解説しています。特に各項の最初の見開きページは、イラストとやさしい言葉を用いて説明していますので、健診などで妊婦さんへの説明にそのまま使うことができます。なお、一人ひとりの病態や各施設の診療方針をすべてカバーするものではありませんので、ご利用に当たっては、一つの例としてご参照ください。

妊婦さんのためのページ

イラストを用いて、疾患の成り立ちや妊娠中の過ごし方、治療方法について説明しています。

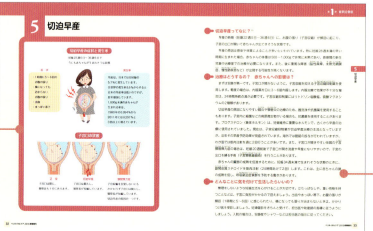

妊婦さんへの説明に実際にご利用いただけるように、難しい医学用語にはルビをつけたり、わかりやすい表現を用いています。

医療スタッフのためのページ

データの裏付けや臨床的な視点が盛り込み、医療スタッフ向けに専門的に解説しています。妊婦さんへの説明の前の予習や知識の再確認に用いてください。

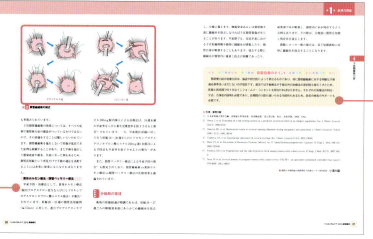

妊婦さんに伝えておきたい保健指導のポイントも押さえています。

第 **1** 章

産科合併症

1 妊娠悪阻

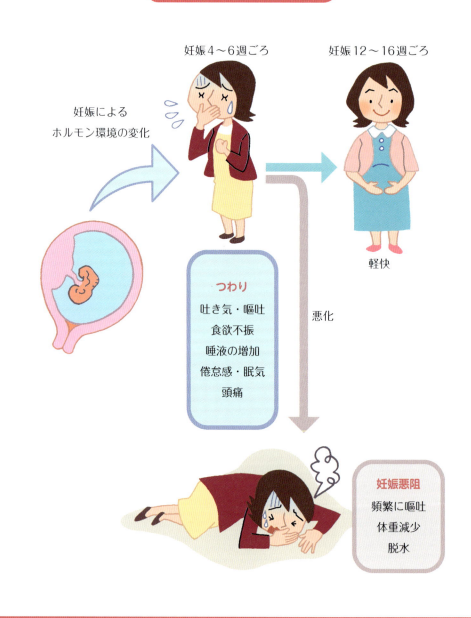

妊娠悪阻ってなに？

妊娠4〜6週ごろから、食欲不振・吐き気・嘔吐・唾液の増加などの症状が出現することがあります。これを「つわり」といい、妊婦さんの半数以上が経験する症状です。妊娠16週ごろには軽快することが多いです。症状が強く、脱水や栄養不良が進み、治療が必要となった状態を「妊娠悪阻（おそ）」といいます。つわり・悪阻の原因ははっきりとはわかっていませんが、妊娠によるホルモン環境の変化によるものではないかといわれています。

治療はどうするの？　赤ちゃんへの影響は？

つわりの症状がある間は、無理に食事をとろうとせず、食べられるものを食べたいときにとりましょう。脱水予防に、水分はこまめにとりましょう。症状が強く、妊娠悪阻と判断された場合は、ほうっておくと母体の臓器障害・合併症を引き起こすことがあるので、入院治療が必要です。食事摂取が可能になるまで、糖質やビタミン剤を添加した点滴を行います。脱水が改善されることで、症状が楽になることが多いです。吐き気止めの薬剤を使用することもあります。よほどの重症でない限り、つわり・悪阻が胎児の発育に影響することはありませんが、早めに治療を開始することが、重症化の予防につながります。

つわり・悪阻の症状は一時的なもので、時期がくれば次第に治まっていきます。

どんなことに気を付けて生活したらいいの？

つわりの症状を和らげるための工夫としては、早朝や空腹時に症状が出やすいため、クッキーやあめなどで糖質補給を心がける、食事は冷たいものや乾燥したものがとりやすい、家事や仕事で無理をせず心身を休める、趣味など集中できるものを見つける、などがあります。症状がつらいときは、「つわりは病気ではない」とがんばり過ぎずに、医療機関に相談することも大切です。

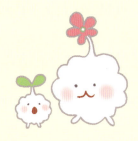

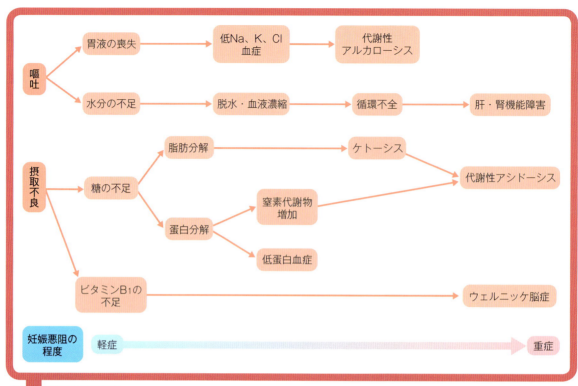

図1 妊娠悪阻の病態

病態生理

妊娠初期に出現する消化器症状（食欲不振、悪心、嘔吐、唾液分泌の増加など）を「つわり」といい、妊娠4〜6週ごろからみられ、妊娠8〜12週ごろに症状がピークとなり、妊娠16週ごろには消失することが多いです。つわりが重症化した状態を「妊娠悪阻」といい、嘔吐による脱水と、摂食不良による飢餓状態が進んだ状態であり（図1）、重篤な場合は臓器障害（肝腎機能障害、中枢神経障害）をきたすこともあるため、治療を要します。つわりは妊婦の50〜80％が経験しますが、妊娠悪阻と診断されるのは0.1〜2％程度です。

つわり・妊娠悪阻の原因は今なお明らかではありません。内分泌的要因や心理的要因が考えられています。内分泌的要因としては、ヒト絨毛性ゴナドトロピン増加に伴う一過性甲状腺ホルモン分泌亢進、エストロゲン分泌亢進が悪心・嘔吐に関連しているといわれています。また、プロゲステロン分泌亢進による消化管蠕動運動低下も関与していると考えられています。妊娠に対する不安や、心理的・社会的ストレスが大きいと妊娠悪阻を発症しやすいことも知られています（心理的要因）。また、ヘリコバクター・ピロリ（*Helicobacter pylori*）感染と妊娠悪阻との関連が近年報告されています[1]。

第1章 産科合併症

表1 妊娠悪阻の鑑別診断

消化器系疾患	逆流性食道炎、急性胃粘膜病変、胃がん、胆嚢炎、膵炎など
内分泌代謝系疾患	甲状腺機能亢進症、糖尿病性ケトアシドーシスなど
中枢神経系疾患	脳腫瘍、くも膜下出血、髄膜炎など
その他	メニエール病、食中毒など

表2 妊娠悪阻の治療 （文献2より引用）

1. 少量頻回の食事摂取と水分補給を促す（A）
2. 脱水に対して十分に輸液する（A）
3. 輸液には塩酸チアミン（ビタミンB_1）を添加してウェルニッケ脳症を予防する（A）
4. ピリドキシン（ビタミンB_6）投与を考慮する（C）
5. 1～4でも嘔気・嘔吐が持続する場合には制吐薬使用を考慮する
6. 深部静脈血栓症の発症に注意する（C）

A：強く勧められる　B：勧められる　C：考慮される（必ずしも実施が勧められているわけではない）

つわり・妊娠悪阻の管理

診断

つわりと妊娠悪阻の間に明確な線引きはありませんが、連日の嘔吐や5％以上の体重減少、尿中ケトン体陽性などの所見があれば、妊娠悪阻として対応します。

臨床検査としては、末梢血一般でヘマトクリット値（血液濃縮により上昇）、生化学検査では嘔吐による電解質異常の有無、肝機能・腎機能障害の有無、尿中ケトン体の有無をみます。飢餓状態では、糖の代わりにエネルギー源として脂肪の分解が進み、血中にケトン体が増加し（ケトーシス）、通常は尿中に検出されないケトン体が陽性となります。ヒト絨毛性ゴナドトロピンが高値となる胞状奇胎や多胎妊娠で、妊娠悪阻の発生頻度が高いため、超音波検査で確認します。

また、同様の症状を呈する疾患（表1）との鑑別も重要であり、発症時期が典型的でない場合や症状が長引く場合は慎重に対応します。

治療

妊娠悪阻と診断したら、原則入院のうえ、脱水・飢餓状態に対して治療を行います。症状が軽い段階で早期に介入することで、重症化を予防できるとされています。日本産科婦人科学会／日本産婦人科医会の『産婦人科診療ガイドライン』[2]で推奨されている妊娠悪阻の治療法を表2に示します。

食事療法

無理な経口摂取は悪循環となるので、食べたいものを食べたいときに摂取するよう指導します。冷たいものや乾燥食品が摂取しやすいようです。生姜粉末の摂取（1日1g）が、症状の改善に有効とする報告があります[3]。

輸液療法

脱水、電解質バランス、ケトーシスの改善を図ります。5〜10％ブドウ糖輸液を1日1,500〜2,500mL程度補液します。電解質異常があれば補整します。ビタミン剤を添加するとよいのですが、特有のにおいにより悪心・嘔吐が誘発されることがあります。ビタミンB_1の不足はウェルニッケ脳症※の発症につながるため、必ず補給します（1日10〜50mg程度）。尿中ケトン体が陰性となるまでを目安に、輸液を継続します。

※ウェルニッケ脳症：ビタミンB_1の欠乏によって起こる。意識障害（せん妄）、眼振、小脳失調を3主徴とする難治性の脳疾患。ビタミンB_1は、糖質を代謝する際に消費される。妊娠悪阻によるビタミンB_1摂取不足の状態で、糖質のみの輸液を行うと、糖質の代謝に伴いさらにビタミンB_1の消費が亢進し、欠乏する。

薬物療法

軽症例では、ビタミンB_6の経口投与が悪心の軽減に有効であったとの報告があります[3]。漢方薬の小半夏加茯苓湯、半夏厚朴湯なども有効といわれていますが、服用が難しいことが多いです。妊婦用マルチビタミンを妊娠前から服用することで、つわりが予防できるとの報告があります[2]。

制吐薬については、妊娠悪阻の時期は胎児の器官形成期と一致するため、安易な使用は控えます。メトクロプラミド（プリンペラン®）が慣例的によく使用され、短期間使用での胎児への影響はほぼ否定されています。ドンペリドン（ナウゼリン®）は動物で催奇形性が報告されているので、使用禁忌です。海外では抗ヒスタミン薬、精神安定薬、ステロイドが有効であったとする報告があります[2]。

心理療法

妊娠悪阻は時期がくれば軽快すること、胎児の発育には影響しないことを説明し、安心させます。妊娠に対する不安や嫌悪が大きい妊婦や、家庭内の問題など心理的・社会的ストレスを受けている妊婦に症状が強く出やすいといわれています。カウンセリングや入院により心身の安静を保つだけで症状が軽快することもあります。

多くはこれらの対応で軽快します。輸液量を漸減し経口摂取可能となれば退院とします。

重症例の対応

経口摂取不能が遷延する場合は、中心静脈栄養を考慮します。脱水や長期臥床のため深部静脈血栓症の発症に注意が必要です。妊娠悪阻同様の症状を呈する他疾患の検索も考慮されます。

保健指導のポイント

　つわりは多くの妊婦さんが経験する症状で、時期がくれば必ず良くなることを説明します。症状がひどい場合は、医療介入することで症状が楽になり、また重篤な合併症の予防にもつながりますので、「つわりは病気ではない」とがんばり過ぎずに、医療機関へ相談するよう指導します。

　家庭環境などの心理的ストレスや妊娠に対する不安と、妊娠悪阻との関連は以前から知られています。また、家族が精神論で乗り切らせようとしている場合もあるので、カウンセリングや家族への指導も重要です。

引用・参考文献

1) Frigo, P. et al. Hyperemesis gravidarum associated with Helicobacter pylori serosensitivity. Obstet. Gynecol. 91(4), 1988, 615-7.

2) 日本産科婦人科学会／日本産婦人科医会. "CQ201 妊娠悪阻の治療は？". 産婦人科診療ガイドライン産科編2014. 東京, 日本産科婦人科学会, 2014, 108-10.

3) Vutyavanich, T. et al. Ginger for nausea and vomiting in pregnancy : randomized, double-masked, placebo-controlled trial. Obstet. Gynecol. 97(4), 2001, 577-82.

■兵庫県立こども病院周産期医療センター産科医長　**牧志　綾**

2 異所性妊娠

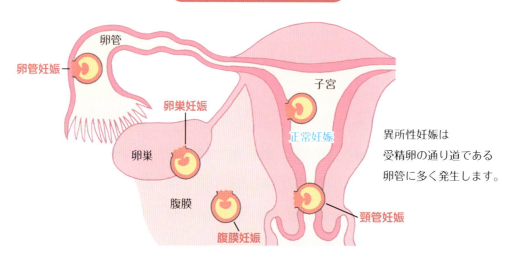

異所性妊娠は受精卵の通り道である卵管に多く発生します。

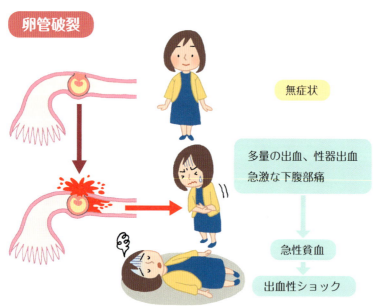

卵管妊娠の場合、受精卵が大きくなると卵管が破裂することがあります。

（文献1より引用改変）

第1章 産科合併症

異所性妊娠（子宮外妊娠）ってなに？

正常の妊娠では、受精卵は子宮の中に着床します。ところが、子宮以外の場所に着床することがあり、それを子宮以外の場所という意味で"異所性妊娠"もしくは"子宮外妊娠"とよびます。原因がわからないことが多いですが、受精卵の通り道である卵管が狭く、子宮の中に着床できないことが原因となる場合があります。

正常の妊娠と同じようにつわりが起こることもありますが、何も症状がない場合もあります。受精卵が大きくなると、お腹の痛みや性器からの出血を認め、お腹の中で大量に出血して命に関わることもあります。妊娠の1〜2％に起こる決して珍しくない病気です。

治療はどうするの？

通常、妊娠反応の検査が陽性で、ある一定の時期が経過しているにもかかわらず、超音波検査（エコー）で子宮の中に"胎のう"とよばれる赤ちゃんの入るふくろが確認できない場合にこの病気が疑われます。子宮以外の場所で胎のうが確認された場合に異所性妊娠と診断されますが、まだ胎のうが小さいときなどは、検査ではっきりと確認できないこともあります。お腹の中に出血を認めることや、血液検査の結果や症状などをみて診断し治療する場合が多いです。

異所性妊娠では、妊娠の継続はできません。治療は主に、手術による治療と薬の投与や経過をみていく方法の2つに分けられます。痛みなどの症状が強い場合や、妊娠している部位から出血している場合は緊急手術となります。手術は、受精卵を取り除くことを目的とします。受精卵が大きくならず痛みも強くなく出血が多くなければ、薬を使って治療します。この場合、超音波検査や血液検査などを何度も行い効果を確認しますが、効果が不十分であれば手術に切り替わることもあります。手術や薬の治療が終わっても、血液や尿の検査で妊娠反応が出なくなって、完全に受精卵がなくなったことを確認する必要があります。そのため、自己判断で受診を途中でやめたりしないことが重要です。

どんなことに気を付けて生活したらいいの？

異所性妊娠は、どんな方にも起こりうる病気です。「月経（生理）が来ない」「市販の妊娠検査薬で陽性が出た」など妊娠が考えられる場合には、正常妊娠か異所性妊娠かの判断が必要となってくるため、早めに産婦人科を受診しましょう。今回異所性妊娠だった場合は、次の妊娠のときにも同じ病気を繰り返すことがあるので、特に積極的に受診をしましょう。

病態・概要

異所性妊娠（子宮外妊娠）は、全妊娠の約1〜2%に発生するとされ[2]、受精卵が正常の着床部位である子宮内腔以外の場所に着床して発育する疾患です。時に、多量の腹腔内出血によりショック状態となって搬送される例もあり、産婦人科の救急疾患の一つとされます。異所性妊娠の発生部位で最も頻度が高い部位は卵管で全体の98%以上を占め、卵管膨大部＞峡部＞間質部の順に多くなっています。その他に、腹膜、卵巣、子宮頸管に発生します。

異所性妊娠のリスク因子としては、表1のようなものが挙げられ、なかでも受精卵の移送に関わる卵管の障害が存在する場合はリスクが高くなります[2]。

未破裂の異所性妊娠で認められる最も一般的な症状は性器出血と腹痛です。自身の妊娠に気付かず、腹痛を訴え受診する場合もあるため、生殖可能年齢の女性が腹痛や性器出血を訴えて受診した場合は当疾患を念頭に置き、最終月経や既往歴、病歴の聴取を慎重に行い、診療を行う必要があります。妊娠部位が破裂し、腹腔内へ大量に出血してショック状態で搬送される場合は、バイタルサインの評価を行い、出血性ショックに迅速に対応しつつ、鑑別診断を行い、治療を開始します。

身体所見では、腹部の圧痛や子宮付属器の圧痛を認める場合が多く（97〜98%）[3]、腹膜刺激症状（反跳痛、筋性防御など）は腹腔内への出血を示唆する所見です。

表1 異所性妊娠のリスク因子

リスク因子
卵管形成術の既往
卵管結紮術後
異所性妊娠の既往
生殖補助医療
子宮内避妊器具の使用
骨盤内炎症性疾患の既往
高齢妊娠（35歳以上）
喫煙　　　　　　　　　　など

診断

異所性妊娠の診断は主に経腟超音波検査、β-hCGの測定、腹腔鏡検査によって行われます。

経腟超音波検査

経腟超音波検査では、子宮内外の胎嚢の確認やダグラス窩に貯留した血液の評価を行います。これらの評価においては、経腹走査よりも直接的に描写でき、有用であるとされています。正常妊娠の場合、妊娠5週ごろまでに子宮腔内に胎嚢を確認でき、異所性妊娠の除外に有用です。しかしながら、4,000妊娠に1例と非常にまれですが、子宮内外同時妊娠の可能性もあるため、子宮内に胎嚢が確認される場合でも、付属器や腹腔内の観察を十分に行います。子宮の内腔以外の部位で胎嚢が確認できる場合は異所性妊娠の診断となります[2]（図1、2）。

β-hCGの測定

β-hCGは、胎盤の栄養膜合胞体層から分泌される糖蛋白ホルモンで妊娠検査の指標となります。正常妊娠ではβ-hCGが1,500〜2,000mIU/

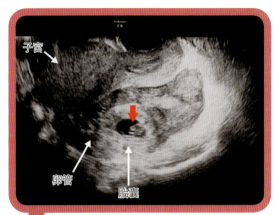

図1 経腟超音波断層像

子宮内に胎嚢を認めず、卵管に胎嚢を認める。胎嚢の内部には胎芽（➡）を認める。

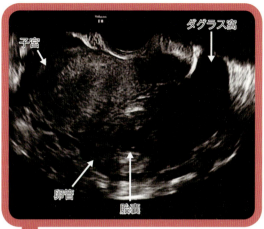

図2 経腟超音波断層像

卵管に胎嚢を認め、ダグラス窩に腹水の貯留を認める。卵管妊娠破裂による腹腔内出血が疑われる。

mLで子宮内に胎嚢が確認できます。そのため、β-hCGがこの値より高値であるにもかかわらず、子宮内に胎嚢が確認できない場合は、異所性妊娠の可能性を強く疑います。また、異所性妊娠では、正常妊娠と比較して倍加時間が延長する傾向にあり、診断が確定しない場合はβ-hCGの血中濃度のモニタリングも行います[2]。

腹腔鏡検査

腹腔鏡検査は、超音波検査や経腟超音波検査で診断が確定しない場合や、妊娠部位が確認できない場合に用いられます。

治 療

異所性妊娠の治療は、開腹もしくは腹腔鏡下手術、MTX（メトトレキサート）療法、待機的管理のいずれかが行われます（表2）。

卵管妊娠の場合、症状が強く、全身状態が悪化している場合は卵管切除術により根治術が行われます。卵管温存を図る場合、卵管切開術やMTXの投与が考慮されますが、追加治療が必要になる可能性を説明し、異所性妊娠存続症の可能性もあるためβ-hCGが非妊時のレベルになるまでモニターが必要です。また、外科的治療である卵管切開術と薬物療法であるMTX療法との比較では、卵管閉塞率と妊孕性に差はないとされますが、わが国では異所性妊娠に対するMTXによる薬物療法は保険適応外です。

待機療法は、β-hCG値が低い方が成功率が高く、48時間後に減少していることを確認します。

薬物療法や待機療法が無効の場合は、妊娠部位の破裂や出血などをきたし、急激に全身状態が悪化する可能性があるため、緊急対応が可能な状態での管理が必要です[4]。

表2 異所性妊娠（卵管妊娠）の治療方法

	卵管切除	卵管切開	MTX療法
適応	右記の場合以外	挙児希望 腫瘤径<5cm β-hCG<10,000mIU/mL 初回卵管妊娠 胎児心拍陰性 未破裂	全身状態良好 腫瘤径<3～4cm β-hCG<3,000～5,000mIU/mL 未破裂
長所	異所性妊娠存続症の回避	卵管の温存	卵管の温存
短所	・対側の卵管が切除されている場合は自然妊娠が望めない	・異所性妊娠存続症 ・術後の卵管閉塞 ・同部位での妊娠の反復	・異所性妊娠存続症 ・卵管閉塞 ・同部位での妊娠の反復 ・MTXによる副作用

保健指導のポイント

　異所性妊娠では、特に保存的治療を行った場合は、β-hCGのモニタリングが重要であり、退院後であっても定期的に通院するよう指導します。また、前回の妊娠が正常妊娠であった場合と比較して、次の妊娠時も異所性妊娠を反復するリスクが高いため、妊娠を疑った場合は早期に医療機関の受診を勧めます。

　また、近年の報告において、卵管切除術と卵管切開術を比較した検討では、妊娠率、異所性妊娠の反復率、不妊治療を要した率に有意差はなく、卵管切開術で異所性妊娠存続症が多くなる結果であり、手術療法においては、対側の卵管が正常である場合は、卵管切除術が好ましい可能性があります[4]。

引用・参考文献

1) 井上裕美ほか監修. 産科. 第2版. 東京, メディックメディア, 2009, 84, 86（病気がみえる, vol.10）.

2) Barash, JH. et al. Diagnosis and management of ectopic pregnancy. Am. Fam. Physician. 90(1), 2014, 34-40.

3) 森峰人. 子宮外妊娠. 産婦人科治療. 100, 2010, 631-6.

4) 日本産科婦人科学会／日本産婦人科医会. "CQ203 異所性妊娠の取り扱いは？". 産婦人科診療ガイドライン産科編2014. 東京, 日本産科婦人科学会, 2014, 114-8.

5) Mol, F. et al. Salpingotomy versus salpingectomy in women with tubal pregnancy (ESEP study): an open-label, multicentre, randomised controlled trial. Lancet. 383(9927), 2014, 1483-9.

■川崎医科大学附属川崎病院産婦人科臨床助教　**鷹野真由実**

3 切迫流産（〜妊娠12週）

切迫流産の症状と定義

症状

絨毛（じゅうもう）
（将来の胎盤
となる組織）

絨毛膜下血腫（じゅうもうまく か けっしゅ）
（妊娠初期の切迫流産に
認める場合があり、
絨毛の下に血液が
たまっていること）

子宮の収縮により
お腹の張りや痛みを
認める場合があります。

胎児（芽）

胎のう

出血

定義

妊娠12週
未満

・胎児（芽）の心拍確認
の有無にかかわらず出
血や腹痛を認める場合
・流産が疑われる場合

切迫流産 → 軽快・順調な妊娠：赤ちゃんにほとんど影響なし

流産：胎児の染色体異常が原因の50〜70%

絨毛膜下血腫のある
切迫流産 → 軽快・順調な妊娠：妊娠中期・後期に常位胎盤早期剥離や
早産などのリスクがごくわずかに上昇する

第1章 産科合併症

切迫流産（〜妊娠12週）ってなに？

妊娠22週未満で胎芽（妊娠8週未満で胎児になる前の状態）あるいは胎児が子宮内に残っており、流産の一歩手前である状態を「切迫流産」といいます。しかし実際は流産が起こりうる妊娠22週未満の時期に、軽度の腹痛や、少量でも子宮出血があれば切迫流産とよぶので、流産になる可能性が高くない場合も多く含まれます。

妊娠12週未満では、胎児（芽）の心拍確認の有無にかかわらず出血や腹痛を認める場合でも、流産が疑われる場合でも、切迫流産といいます。妊娠経過において重要なことは、出血の有無より、胎児（芽）が順調に発育していくかどうかです。

治療はどうするの？　赤ちゃんへの影響は？

妊娠12週未満での切迫流産に有効な薬剤はないと考えられているので、経過観察で対処します。子宮の中に血腫（血液の塊）があるような切迫流産では、安静が効果的とする研究報告[1]があります。

妊娠初期に、少量の出血や軽い腹痛を感じることがあります。正常妊娠でもこのような症状が起きることがありますし、流産や切迫流産で起きる場合もあります。しかし流産や切迫流産で、少量の出血などが始まった時点ですぐに医療機関を受診したとしても対処法はありません。このため、夜間、休日などに少量の出血や軽度の腹痛があっても、あえて救急外来を受診する必要はなく、翌日あるいは予定された健診の受診で十分と考えられています。少量の出血とは、月経時の出血量と同等以下の出血量を目安としてください。もし出血や腹痛がひどい場合には、時間外であっても医療機関に相談のうえで受診しましょう。

妊娠12週未満の切迫流産は、流産となる場合がありますが、その後切迫流産が軽快し妊娠が順調に継続した場合は、赤ちゃんが影響を受けたり、妊娠期・分娩期に異常を認めることはほとんどありません。ただし切迫流産に絨毛膜下血腫を認めた場合は、妊娠中期・後期に常位胎盤早期剥離や早産などの危険性が、ごくわずかに上昇するという報告[2]があるので、もし妊娠中期・後期にひどい出血や腹痛、破水感などを認めた場合には、すぐに医療機関に相談のうえで受診しましょう。

どんなことに気を付けて生活したらいいの？

切迫流産と診断された場合、まずは安静にしていることが重要です。重いものを持ったり、激しい運動は避けるようにしてください。またアルコールやタバコ、コーヒー、香辛料や刺激物の過剰摂取はしないようにしてください。

病態生理

『産科婦人科用語集・用語解説集』（改訂第2版）[3] によると、「切迫流産とは、必ずしも流産の状態を表現したものではなく、初期妊娠時の子宮出血を主徴とした症状に対する名称である」と記載されています。診断基準のみならず疾患概念そのものが不明確であることから、その治療方法は確立していないのが現状です。

切迫流産から流産となる症例がありますが、これを予防することは非常に困難です。なぜなら妊娠12週未満の流産の原因のほとんどが胎児側の因子であり、母体因子ではないからです。流産の原因の50〜70％は、胎児の染色体異常といわれています。

切迫流産のなかで、絨毛膜下血腫を合併している場合があります。絨毛膜下血腫とは、絨毛膜の下に血液が貯留していることをいいます。絨毛膜下血腫は、超音波検査で胎嚢の周囲に三日月状の低エコー像として観察されます。後で述べますが、この場合には、妊娠中期・後期の常位胎盤早期剥離や早産、死産のリスクが上昇することがいわれています。

妊娠期の管理

妊娠12週未満の切迫流産に関して、『産婦人科診療ガイドライン』[4] では、「子宮腔内の胎嚢に児心拍を確認できない場合、ごく初期の妊娠、稽留流産、異所性妊娠、不全流産、進行流産、絨毛性疾患なども想定する」ということが記載されており、鑑別疾患を想定した管理の重要性を示してい

ます。

また「児心拍確認後の切迫流産では、薬物治療あるいは安静療法等を考慮してもよい」と記載されていますが、実際に切迫流産を予防・治療できる薬剤は存在しません。また安静療法についても流産予防効果を確認されていません[5]。ただし「胎児心拍確認後に絨毛膜下血腫を認める場合には、安静療法が有効である可能性があると認識する」と記載されていますが、推奨レベルはC（実施することが考慮される。必ずしも実施が勧められているわけでない）で高くありません。

切迫流産の安静療法として、ベッド上安静を指示する治療効果に関しては、否定する報告[5] と肯定する報告[1] があります。絨毛膜下血腫を認めた切迫流産230例に、ベッド上安静を指示した報告では、同意した200人中13人（6.5％）が流産となりましたが、拒否して通常の日常生活を送った30人中7人（23.3％）が流産となりました[1]。この報告は、絨毛膜下血腫を合併した切迫流産症例におけるベッド上安静の流産予防効果を示唆していますが、ランダム化比較試験（RCT）ではありません。

分娩期の管理

これまで切迫流産が流産に至らず軽快した場合、その後の妊娠期・分娩期の管理について悪影響はないと考えられてきました。しかし最近になって、絨毛膜下血腫を認めた場合に、常位胎盤早期剥離（0.7％ to 3.6％、pooled OR 5.71、95％CI 3.91〜8.33）と早産（10.1％ to 13.6％、pooled OR 1.40、95％CI 1.18〜1.68）、死産（0.9％ to

1.9％、pooled OR 2.09、95％CI 1.20〜3.67）の
リスクが上昇することが報告されました[2]。切迫
流産に絨毛膜下血腫を認めた場合は、これらの産

科合併症に注意した厳重な管理を行うことが必要
と考えられます。

●●●●● 保健指導のポイント ●●●●●

　本文で述べたとおり、12週未満での切迫流産に対する治療で、有効性の確立したものはありません。しかし切迫流産となった妊婦は、「流産に至らないか、胎児の心拍が止まっていないか、自分の赤ちゃんが元気かどうか」がとても心配になります。特に流産を経験した妊婦は、休日や夜中であっても受診を強く希望する場合があります。われわれ産科スタッフは、切迫流産に対する治療法がなくても、切迫流産となった妊婦の不安な心情を考慮した対応が必要であることはいうまでもありません。

　また切迫流産に絨毛膜下血腫を認めた場合は、妊娠中期・後期に、常位胎盤早期剥離や早産、死産のリスクが少し上昇することを認識する必要があります。

▏▏引用・参考文献

1) Ben-Haroush, A. et al. Pregnancy outcome of threatened abortion with subchorionic hematoma : possible benefit of bed-rest? Isr. Med. Assoc. J. 5(6), 2003, 422-4.

2) Tuuli, MG. et al. Perinatal outcomes in women with subchorionic hematoma : a systematic review and meta-analysis. Obstet. Gynecol. 117(5), 2011, 1205-12.

3) 日本産科婦人科学会編. 産科婦人科用語集・用語解説集. 改訂第2版. 東京, 日本産科婦人科学会, 2008, 224.

4) 日本産科婦人科学会／日本産婦人科医会. "CQ206 妊娠12週未満切迫流産への対応は？". 産婦人科診療ガイドライン産科編2014. 東京, 日本産科婦人科学会, 2014, 127-8.

5) Aleman, A. et al. Bed rest during pregnancy for preventing miscarriage. Cochrane Database Syst. Rev. 18(2), 2005, CD003576.

■大阪医科大学産婦人科助教　**藤田太輔**　同准教授　**寺井義人**　同教授　**大道正英**

4 子宮頸管無力症

子宮頸管無力症の状態

子宮口の出口（子宮頸管）がゆるくて開きやすい状態です。
子宮頸管が開いてきた場合であれば、内診や超音波検査で診断できます。

超音波検査画像

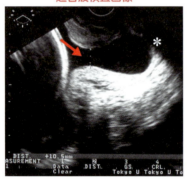

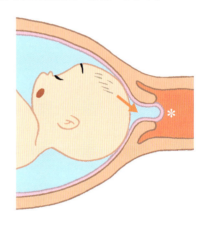

胎胞形成

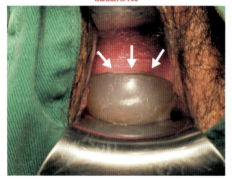

病状が進むと、子宮頸管が開いて赤ちゃんの卵膜が腟に出てきます。この状態を胎胞形成といいます。

子宮頸管無力症と診断されたら…

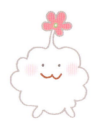

子宮収縮が起こらないように、長時間の外出や歩行、立ち仕事など、お腹が張るようなことは控えましょう。

子宮頸管無力症ってなに？

妊娠中は通常子宮口はしっかりと閉じていて子宮の中の胎児を保持していますが、まれに子宮口の出口（子宮頸管）がゆるくて開きやすく、流産や早産になってしまう場合があります。このような病態を頸管無力症といい、妊娠16週ごろ以降にみられる習慣流早産の原因の一つです。通常、流・早産の徴候（不正出血や陣痛様の腹痛など）を自覚しないままに子宮口が開大して破水し、胎児娩出に至ってしまいます。頸管が開大してきている場合であれば内診や経腟超音波検査で頸管無力症を診断することはできますが、たいていは病状が進行してから発見されることが多く、これを未然に予防するのは難しいことが多いようです。

治療はどうするの？　赤ちゃんへの影響は？

頸管無力症の場合、治療法としては子宮口が開かないように頸管を縛る手術（頸管縫縮術）を行います。巾着袋をひもで縛るようなものです。子宮収縮症状がある切迫流産、切迫早産では、頸管縫縮術で治療できません。頸管無力症には以下の3つのパターンがあります。

①以前の妊娠で頸管無力症のため流産、早産になった場合：器官形成期を過ぎた13〜16週ころ、子宮口が開いてくる前に予防的に頸管縫縮術を行います。シロッカー法という術式で、頸管のより奥の方（内子宮口）で縛ることができ、確実に子宮口を縫縮できます。

②妊娠経過中に子宮口が開きかけてきた場合：経腟超音波検査で内子宮口の楔状開大を認めた場合、かつ、お腹の張り（子宮収縮）を認めない場合に頸管縫縮術を行います。手術時の妊娠週数が遅くなれば手術が困難になることがあります。

③子宮口が開いて赤ちゃんの卵膜が腟に出てくる場合（胎胞形成）：頸管無力症の場合、妊娠16週ごろから胎胞形成は起こりえます。胎胞の状態により手術が可能な場合と不可能な場合があります。手術の場合、胎胞の突出が外子宮口を超えている状態では、頸管の外側（腟側）で縛るマクドナルド法が多く用いられます。術後に感染や破水の危険性があり、流産、早産になるリスクも高いため慎重な管理が必要です。

どんなことに気を付けて生活したらいいの？

切迫流早産と同じく、子宮収縮症状があれば子宮頸管の短縮や開大が進行する可能性があります。長時間の外出、歩行、立ち仕事など、お腹が張るようなことは控えましょう。そのためには、横になるなどして安静を保ち、場合によっては張り止めの薬（子宮収縮抑制薬）を服用することもあります。出血やおりものが多い場合は病院を受診しましょう。

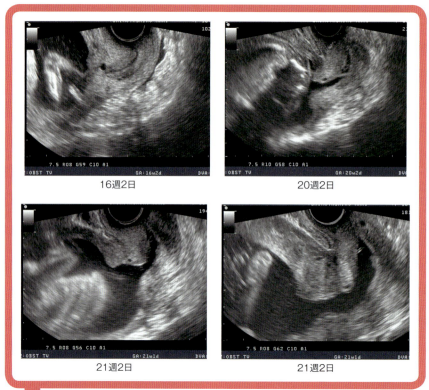

図1 頸管無力症の超音波検査画像

病態生理

子宮頸管無力症は、『産科婦人科用語集・用語解説集』[1]によれば、「妊娠16週頃以後にみられる習慣性流早産の原因の一つであり、外出血とか子宮収縮などの切迫流早産徴候を自覚しないにもかかわらず子宮口が開大し、胎胞が形成されてくる状態である」と記されています。子宮頸管は主に結合組織でできており、子宮頸管無力症の原因はまだ明らかではありません。その原因となりうる因子についてはいくつか示唆されており、子宮口の開大操作や掻爬、円錐切除、分娩時の頸管裂傷、分娩外傷などが考えられます。頸管無力症にみられる経腟超音波検査の画像の変化を図1に示します。

頸管無力症の病態は、すなわち頸管熟化現象であり、子宮頸部を構成している細胞外マトリックスであるコラーゲン線維の破綻と、グリコサミノグリカン（glycosaminoglycan；GAG）の変化で説明されています。このような現象を引き起こすものが広義の頸管無力症の原因と考えられ、物理的要因と化学的要因に大別されます。

物理的要因

物理的要因としては、子宮頸部を有する解剖学的保持機能の喪失で、これは子宮頸部円錐切除術、陳旧性頸管裂傷およびラミナリア、Hegarを用いた人工頸管拡張術などに起因する子宮頸部の損傷によるものです。しかし、これらの既往が必

ずしも頸管無力症に一致しないという報告[2] もあり、一概に因果関係を肯定するわけにはいきません。

化学的要因

化学的な熟化機序に関与しているのは、従来からエストロゲン、プロゲステロン、DHA-S（dehydroepiandrosterone-sulfate）、プロスタグランジンE_2製剤（PGE_2）、シクロオキシゲナーゼ2（COX-2）、リラキシンが知られています。また、最近ではIL-1β、IL-6、IL-8に代表される炎症性サイトカイン、エラスターゼ、一酸化窒素（NO）と子宮頸部熟化の関係の報告[3] がみられます。特に、子宮頸部の熟化現象は、組織における炎症反応に類似していることから、頸管無力症と炎症性サイトカインとの関連が注目されています。

すなわち、腟炎や頸管炎といった局所における細菌感染などに起因する炎症時に、主に子宮頸部の線維芽細胞が産生する炎症性サイトカインによりコラゲナーゼなどのマトリックスメタロプロテアーゼ（matrix metalloproteinase；MMP）活性が亢進し、子宮頸部の主構成成分であるコラーゲンを破綻させます。さらにこれらのサイトカインは、GAGのなかでも特にヒアルロン酸を急激に産生させる結果、組織に多量の水分を保持し、頸部の軟化を招くことにより、頸管無力症状態に関与していると思われます。

妊娠期の管理

子宮頸管無力症が臨床的既往歴や診察所見から疑われた場合は、子宮頸管縫縮術を考慮すべきで

す。ベッド上安静、子宮収縮抑制薬による薬物療法などが行われることもありますが、頸管無力症の病態からしてもそれのみでは有効ではない場合が多いです。

頸管縫縮術

頸管縫縮術は、予防的（選択的）頸管縫縮術あるいは治療的頸管縫縮術に分けられます。予防的縫縮術は子宮口開大も頸管長短縮もしていない状態で行います。治療的縫縮術は、すでに子宮口が開大または頸管長短縮を認める症例に対して行います。

頸管縫縮術として現在広く行われている手術術式はシロッカー（Shirodkar）法あるいはマクドナルド（McDonald）法です（図2）。シロッカー縫縮術は前腟円蓋の子宮頸管上皮を切開し、膀胱を挙上した後にシロッカーテープで子宮頸管峡部の結合組織を内子宮口の高さで縛るものです。頸管が短縮しており膀胱挙上が困難な場合、または、胎胞形成を認める場合には、子宮頸管の周囲を縫縮するマクドナルド縫縮術を用います。より強固に縫縮するために、二重に縫縮するダブル・マクドナルド法やダブル・シロッカー法、またはマクドナルド＋シロッカー法を行う場合もあります。

頸管縫縮術の問題点としては、縫縮術施行時、施行後の破水や、上行性感染および手術操作刺激による子宮収縮があります。

頸管縫縮術を行う場合に、広範囲の円錐切除術の既往があったり、前回頸管縫縮術を行い不成功に至った既往がある患者で、経腟法ではなく、開腹下の頸管縫縮術を行う施設もあります。さらには、最近では腹腔鏡下頸管縫縮術を行う報告例[4]

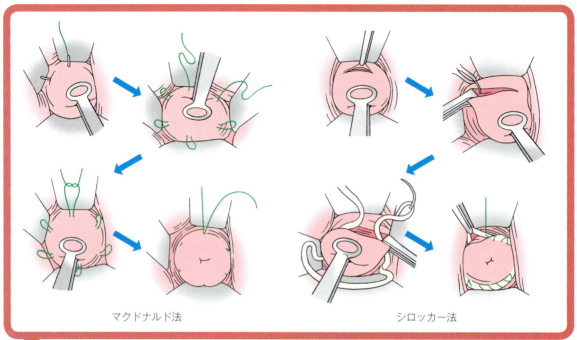

マクドナルド法　　　　　　　　シロッカー法

図2 頸管縫縮術の術式

も多数みられています。

　子宮頸管縫縮術の効果については、すべての症例で頸管無力症の確診がついているわけではないので、その評価をすることは難しいといわれています。頸管縫縮術を施行しないで妊娠が延長できた症例も経験することがあり、また手術を施行して感染流産や破水、早産に至った例もあるため、頸管長短縮という所見だけで手術の適応を決断することには非常に慎重にならなければなりません。

黄体ホルモン療法・頸管ペッサリー療法

　早産予防・治療法として、黄体ホルモン療法（腟内プロゲステロン投与ならびにヒドロキシプロゲステロンカプロン酸エステル筋注）が報告[5]されています。妊娠20～25週の頸管長短縮例（≦15mm）に対して、連日プロゲステロンカプセル200mg腟内挿入による治療法は、34週未満の早産率ならびに新生児罹患率を低下させると報告[6]されています。一方、早産既往妊婦に対して行う妊娠16～20週からのヒドロキシプロゲステロンカプロン酸エステル250mg週1回筋注による予防法も早産率を低下させるとの報告[5]があります。

　また、頸管ペッサリー療法による早産予防の報告[7]も散見されており、頸管縫縮術vs黄体ホルモン療法vs頸管ペッサリー療法の比較効果も議論されています。

分娩期の管理

　術後の妊娠経過が順調であれば、妊娠36～37週ごろの陣痛発来前にあらかじめ縫縮糸を抜去

し、分娩に備えます。陣痛発来あるいは頸管開大前に縫縮糸を除去しなければ子宮頸管裂傷が生じることがあります。早産期でも、切迫早産における子宮収縮抑制不能時に縫縮糸が滑脱したり、頸管自体が断裂することもあります。抜去する際に縫縮糸が頸管内に癒着し抜去が困難であったり、結紮部で糸が断裂し、頸管内に糸が残存するような例もあります。その際は、分娩後に頸管を切開し残存糸を抜去します。

開腹シロッカー術の場合は、帝王切開術時に同時に縫縮糸を抜去することになります。

保健指導のポイント

頸管無力症の治療方針は、施設や担当医によって異なるものであり、特に頸管縫縮術に対する明確な手術適応基準はいまだにないのが現状です。最近では手術療法や手術以外の治療法の選択肢も増えてきたため、医師と患者間での十分なインフォームド・コンセントを得なければなりません。それぞれの治療法の利点・欠点、合併症の説明も必要であり、長期間の入院も強いられる可能性もあるため、患者の家族のサポートも必要です。

引用・参考文献

1) 日本産科婦人科学会編. 産科婦人科用語集・用語解説集. 改訂第2版. 東京, 金原出版, 2008, 436p.

2) Owen, J. et al. Evaluation of a risk scoring system as a predictor of preterm birth in an indigent population. Am. J. Obstet. Gynecol. 163(3), 1990, 873-9.

3) Osmers, RG. et al. Biochemical events in cervical ripening dilatation during pregnancy and parturition. J. Obstet. Gynaecol (Tokyo 1995). 21(2), 1995, 185-94.

4) Tusheva, OA. et al. Laparoscopic placement of cervical cerclage. Rev. Obstet. Gynecol. 5(3-4), 2012, 158-65.

5) Meis, PJ. et al. Prevention of Recurrent Preterm Delivery by 17 Alpha-Hydroxyprogesterone Caproate. N. Engl. J. Med. 348(24), 2003, 2379-85.

6) Fonseca, EB. et al. Progesterone and the risk of preterm birth among women with a short cervix. N. Engl. J. Med. 357(5), 2007, 462-9.

7) Goya, M. et al. Cervical pessary in pregnant women with a short cervix (PECEP): an open-label randomised controlled trial. Lancet. 379(9828), 2012, 1800-6.

■ 福岡大学病院総合周産期母子医療センター産科医長　**小濱大嗣**

5 切迫早産

切迫早産の症状と発生率

妊娠22週0日〜36週6日で
今にも赤ちゃんが生まれそうな状態

症 状

- 1時間に5〜6回の
  お腹の張り
- 横になっても
  治まらない
  お腹の張り
- 出血
- 水っぽい帯下

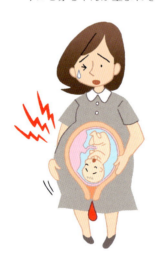

発生率

早産は、日本では全妊娠の5.7％に発生しています。全世界の発生率8.6％からすると日本の早産率は低いのですが、近年増加しています。1,000g未満の赤ちゃんが生まれる率は、1980年の0.094％から2011年には0.297％と3倍以上に増えています。

子宮口の状態

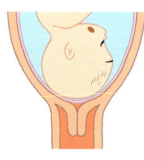

正 常
子宮口は閉じ、
頸管長も十分にあります。

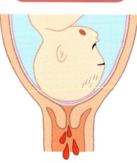

切迫早産
子宮口は開大し、
頸管長が短縮しています。

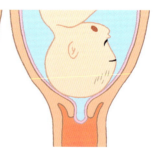

頸管無力症
子宮収縮を自覚しないにもかかわらず子宮口は開大し、頸管長が短縮しています。切迫早産の原因の一つです。

第1章　産科合併症

切迫早産ってなに？[1]

　早産の時期（妊娠22週0日〜36週6日）に、お腹の張り（子宮収縮）が頻回に起こり、子宮の出口が開いて赤ちゃんが出てきそうな状態です。

　早産の原因は感染や体質によることが多いといわれています。特に妊娠28週未満の早い時期に生まれた場合、赤ちゃんの体重は500〜1,000gで非常に未熟であり、長期間の新生児集中治療室での治療が必要になります。また、後に重篤な障害（脳性麻痺、未熟児網膜症、慢性肺疾患など）が出現する可能性が高くなります。

治療はどうするの？　赤ちゃんへの影響は？

　まずは安静が第一です。子宮口が開かないように、子宮収縮を抑える子宮収縮抑制薬を使用します。軽度の場合は、内服薬を日に3〜6錠内服します。内服治療で効果が不十分な場合は、24時間持続点滴が必要です。子宮収縮抑制薬にはリトドリン塩酸塩、硫酸マグネシウムの2種類があります。

　切迫早産の原因になりやすい腟炎や頸管炎の治療のため、腟洗浄や抗菌薬を使用することもあります。子宮内に細菌などの病原微生物がいる場合も、抗菌薬を使用することがあります。プロゲステロン（黄体ホルモン）は、妊娠維持に重要なホルモンで、古くから早産の治療に使用されていました。現在は、子宮収縮抑制薬が切迫早産治療の主流となっていますが、近年その早産予防効果が見直されています。海外では腟錠の投与が行われていますが、わが国では筋肉注射を週に2回行うことが多いです。また、子宮口が開きやすい体質の子宮頸管無力症の場合は、妊娠20週前後で子宮口が開き流産や早産になりやすいので、子宮の出口を縛る手術（子宮頸管縫縮術）を行うことがあります。

　赤ちゃんの臓器の成熟を促進するために、妊娠34週未満で生まれそうな状態のときに、副腎皮質ステロイドを筋肉注射（24時間あけて2回）します。これは、主に赤ちゃんの肺の成熟を促し、呼吸窮迫症候群を予防する働きがあります。

どんなことに気を付けて生活したらいいの？

　無理をしないような妊娠生活を心がけることが大切です。立ちっぱなしや、重い荷物を持つことなどは、子宮に負担がかかるので控えましょう。出血や水っぽい帯下、お腹の張りが頻回（1時間に5〜6回）に感じられたり、横になっても張りが治まらないときは、かかりつけ医を受診しましょう。妊婦健診をきちんと受けて、担当医や助産師の指導に従うようにしましょう。入院の場合は、安静度やシャワーなどは担当医の指示に従ってください。

表1 早産のリスク因子（文献3より引用）

1. 妊娠分娩既往歴	後期流産 死産 早産 頸管無力症 習慣流産
2. 妊娠時の異常	細菌性腟症 多胎妊娠 子宮筋腫合併 子宮奇形 感染症（尿路感染、肺炎など） 羊水過多 抗リン脂質抗体症候群合併
3. 喫煙者	

病態生理[2]

環境要因と早産[2]

妊婦の喫煙、やせ、ストレスは胎児脳（視床下部）、胎盤・脱落膜での副腎皮質刺激ホルモン放出ホルモン（CRH）産生を増加することで早産の原因となりえます。

早産のリスク因子[2,3]

リスク因子として、種々のものが明らかになっています（表1）[3]。ただし、早産の50％はリスク因子がないにもかかわらず発症するので、すべての妊婦に対して早産徴候の早期発見を心がけなければなりません。

絨毛膜羊膜炎と早産[2,4]

絨毛膜羊膜炎（chorioamnionitis；CAM）は、胎児付属物である卵膜（絨毛膜、羊膜）に病原微生物が感染して生じる炎症性疾患で、早産の原因として最も多いものです。CAMは細菌性腟症が原因になるといわれており、細菌性腟症の一部が

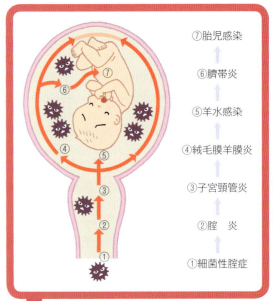

図1 上行性感染

細菌性腟症の一部が、頸管炎へ、CAMへと、腟から子宮内へ上行性に感染と炎症が波及することがある。CAMの感染がさらに進行すると、羊水感染、臍帯炎、胎児感染に至ることもある。

⑦胎児感染
⑥臍帯炎
⑤羊水感染
④絨毛膜羊膜炎
③子宮頸管炎
②腟　炎
①細菌性腟症

頸管炎へ、CAMへと、上行性に感染と炎症が波及します（図1）。その結果、臨床的（顕性）CAMとなり早期陣痛、頸管熟化、破水が引き起こされ、早産に至ります。特にウレアプラズマ（*Ureaplasama*）の感染率が超早産例に多いことが近年指摘されています。

妊娠期の管理[2,3]

自宅安静か入院かを判断します。この判断基準の一つとして、早産指数（Tocolysis index）が用いられます（表2）[3]。3点以上は入院対象となり、5点以上は予後不良で早産に至る可能性が高くなります。

検査と治療

腟分泌物や頸管炎の検査、腟洗浄、腟錠投与を

表2 Tocolysis index（文献3より引用）

	0	1	2	3	4
子宮収縮	無	不規則	規則的		
破水	無	―	高位	―	低位
出血	無	点状	出血		
子宮口開大	無	1cm	2cm	3cm	≧4cm

行います。嫌気性菌、ガードネレラ（*Gardnerella*）菌にはメトロニダゾール腟錠1錠／日を7日間投与します。ウリナスタチン腟錠（1万単位、院内製剤：保険診療外）を使用する場合は、ウリナスタチン製剤5万単位1mLを生理食塩水5mLに融解し、腟内投与します。流出を防ぐためにタンポンを挿入します。ただし、ウリナスタチンの有効性に関するエビデンスは確立されていません。

頸管長短縮は早産リスクを高めるため、経腟超音波検査で確認します。

子宮収縮の程度をみるために、胎児心拍数陣痛図モニターを装着します。

子宮内感染を調べるために羊水穿刺を行い、羊水中の白血球数、グルコース値、菌の検出、IL-8などの炎症性サイトカインを測定することもあります。

子宮収縮の抑制

リトドリン塩酸塩

選択的β_2刺激剤で、細胞内イオン化カルシウム濃度を低下させ筋収縮蛋白の活動を阻害することにより子宮収縮を抑制します。

経口投与の場合は、1日15〜30mg（1錠5mg）とします。点滴静注の場合は、5％ブドウ糖注射液500mLにリトドリン1〜2A（50〜100mg）を希釈し、初期投与は50μg/分で開始し適宜増減します。200μg/分を超えないようにします。

リトドリン塩酸塩の副作用としては、動悸や頻脈、白血球減少、筋肉や肝臓への負担があります。

硫酸マグネシウム

細胞膜での脱分極における細胞内へのカルシウムの流入を抑えるなど、カルシウムと拮抗することによって子宮収縮を抑制します。

10％硫酸マグネシウム40mL（4g）を20〜30分以上かけて静注し、血中濃度を治療域（4〜8mg/dL）まで上げます（急速飽和）。その後1〜2g/時（10〜20mL/時）の速度で維持します。

硫酸マグネシウムの副作用は、全身倦怠感や筋力低下などです。硫酸マグネシウムは、血液中のマグネシウム濃度をみて量を調節するため、血液検査で確認が必要です。

プロゲステロン

プロゲステロンは妊娠維持に重要なホルモンですが、その早産予防機序は完全には明らかになっていません。現在のところ、わが国で保険適応されている腟錠はありません。

プロゲデポー®125mgを筋肉注射で、週2回（保険適応は週1回まで）投与します。

副腎皮質ステロイド

胎児肺を成熟させることにより、新生児呼吸窮

迫症候群を予防できます。胎児肺以外に、脳、皮膚、消化管の成熟を促進させ、脳室内出血、壊死性腸炎、動脈管開存症などの新生児合併症を減少させるといわれています。ただし、副腎皮質ステロイドの効果の発現には最低でも2日間（48時間）が必要なため、少なくとも投与後2日間（48時間）は妊娠の維持を図ります。

ベタメタゾンまたはデキサメタゾン12mgを筋肉注射で、24時間あけて2回投与します。

分娩期の管理

妊娠週数、子宮収縮の状態、胎児の状態、感染の有無、頸管熟化などを総合的に判断して管理します。顕性CAMの場合は、早期の胎児娩出が必要なためターミネーション（分娩誘発か帝王切開）を行います。早産児の分娩方法については施設によって異なっています。特に超低出生体重児では、児の予後改善に帝王切開で出生するほうがよいと報告[5]されています。また、米国では24週以前の分娩となる児は生存率の低いこと、障害なく生存することが多くないことを両親に話すこ

とを勧めています。

産褥期の管理

子宮内感染があった場合は、産褥熱のリスクがあるため、発熱や感染徴候に注意が必要です。

切迫早産では長期安静としているため、産後の静脈血栓塞栓症のハイリスクであり、特に帝王切開後に発症しやすくなります。術後は早期離床を促します。抗血栓薬を使用することもあります。

その他、血腫や再出血、創部癒合不全などの合併症があります。

退院指導

退院後も発熱や悪露の悪臭、腹痛など、子宮内感染の症状があれば受診させます。早産の時期に帝王切開となった場合は、次回も帝王切開になることを説明します。また、子宮を休めるために1年間は避妊するように指導します。早産は繰り返すことがあるため、次回妊娠時も注意が必要であることを伝えます。

保健指導のポイント

早産では正期産に比べると、児の予後が悪いことを理解してもらいます。特に妊娠32週未満の時期は無理をしない生活を心がけ、マタニティビクスなどの運動も担当医の許可を得てから行うように説明します。妊婦健診はきちんと受診し、出血やお腹の張り、水っぽい帯下がある場合は早期の受診を指示します。

また、切迫早産の原因には病原微生物の感染があるため、妊娠中の性交渉ではコンドームを用いて、感染予防を行うことも大切です。

引用・参考文献

1) 日本産科婦人科学会ホームページ. 病気を知ろう：産科の病気；早産・切迫早産. (http://www.jsog.or.jp/public/knowledge/souzan.html)

2) 齋藤滋監修. "早産". 産科. 第3版. 東京, メディックメディア, 2013, 158-181 (病気がみえる, vol.10).

3) 山本樹生. 切迫早産、早産 (6.異常妊娠, D.産科疾患の診断・治療・管理, 研修コーナー). 日本産科婦人科学会雑誌. 59 (11), 2007, N.666-70.

4) 米田哲ほか. "絨毛膜羊膜炎". 周産期医学必修知識. 周産期医学41巻増刊. 東京, 東京医学社, 2011, 224-5.

5) Malloy, MH. Impact of cesarean section on neonatal mortality rates among very preterm infants in the United States, 2000-2003. Pediatrics. 122(2), 2008, 285-92.

■ 富山大学附属病院産婦人科診療講師 **米田徳子** 同診療准教授 **米田 哲** 富山大学医学薬学研究部産科婦人科学教室教授 **齋藤 滋**

6 貧血

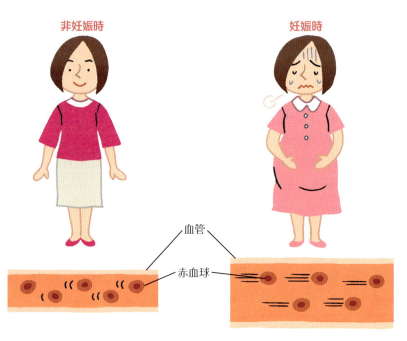

妊娠中は血液中の水分（血漿）量が増え
血が薄くなって貧血が起こりやすくなります。

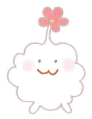

主な症状
動悸　　息切れ
呼吸困難感　倦怠感
易疲労感　ふらつき
めまい　　　　など

メリット
胎盤の状態を良くする
血栓をできにくくする
分娩時の出血への備え
　　　　　　　　など

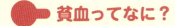

貧血ってなに？

　貧血とは、「血液中の赤血球の成分であるヘモグロビン濃度が低下した状態」をいいます。WHO（世界保健機関）はヘモグロビン（Hb）＜11.0g/dL、ヘマトクリット（Ht）＜33％を妊婦の貧血と定義しています。体のすみずみに酸素を運ぶヘモグロビンが減少するため、動悸や息切れ、呼吸困難感、倦怠感、易疲労感、ふらつきやめまいなどが症状として現れます。

　妊娠中にみられる貧血のほとんどは生理的に起こります。これは主に、妊娠中に血液中の水分（血漿）量が増加して血液が希釈されることが原因で「貧血のように見える状態」です。胎盤の循環を良くしたり、血栓をできにくくしたり、分娩時の出血の備えであったりと、妊婦さんにとって有益な体の変化です。しかし一方で、治療を要する貧血もあります。

治療はどうするの？　赤ちゃんへの影響は？

　妊娠中に最も起こりやすい貧血は、鉄分が足りないために起こる鉄欠乏性貧血です。その他、葉酸不足で起こる葉酸欠乏性貧血もあります。これらは軽度であれば鉄分・葉酸の多い食事や、薬での補充によって速やかに改善します。注意すべき点として、葉酸は妊娠初期に欠乏していると胎児の神経管欠損や口蓋裂と関連があるともいわれており、妊娠前からの適切な葉酸摂取が大切です。

　頻度は低いですが、骨髄疾患や甲状腺機能低下症、遺伝性／後天性溶血性貧血などが原因のこともあるので、高度な貧血や治りづらい貧血を認める場合は慎重な原因精査と治療を要します。出血による貧血の場合は、出血点を特定して止血を行い、多量出血であれば輸血が必要となる場合もあります。

　軽度の母体の貧血は赤ちゃんへの影響はほとんどありません。しかし、Hb＜6g/dLの重症貧血では、流産や低出生体重、胎児発育不全、胎児死亡などのリスクが上がるといわれています[2]。

どんなことに気を付けて生活したらいいの？

　貧血を予防するには、妊娠前からのケアが大切です。日本人の女性は妊娠前から鉄所要量が平均を下回っていることが多く、非妊娠時に貯蔵鉄が少ないと妊娠してから容易に貧血に陥りやすいのです。動物性タンパク質に含まれるヘム鉄のほうが植物性食品に含まれる非ヘム鉄より吸収が良いこと、非ヘム鉄はビタミンCにより吸収が促進されることを覚えておきましょう[3]。

表1 原因による貧血の分類（文献6より引用改変）

Ⅰ．造血幹細胞からの分化異常	再生不良性貧血、白血病、赤芽球癆、腎性貧血、甲状腺機能低下症など
Ⅱ．ヘモグロビン合成の異常	鉄欠乏性貧血、サラセミアなど
Ⅲ．DNA合成の異常	ビタミンB12欠乏、葉酸の欠乏など
Ⅳ．赤血球破壊の亢進	遺伝性球状赤血球症、自己免疫性溶血性貧血、DIC、薬剤性、TTP、HELLP症候群など
Ⅴ．体外への喪失	急性出血、慢性出血

病態生理

　母体の総血漿量は妊娠28〜32週でピークとなり、正常単胎妊娠で非妊時より40〜50％増加しますが、赤血球成分の増加は30％程度であるため、血液は希釈され妊娠性貧血を呈します。この粘度の低い血液は子宮胎盤系をはじめとする臓器の血液循環に寄与し、妊婦の血液希釈が強ければ強いほど、胎児発育が良好であるという報告があります[4]。

　米国の疾病管理予防センター（Centers for Disease Control and Prevention；CDC）では妊娠貧血の基準を、第1三半期と第3三半期ではHb 11g/dL未満、Ht 33％未満、第2三半期ではHb 10.5g/dL未満、Ht 32％未満としています[5]。しかし、軽度の貧血の場合、妊婦では治療を必要とする状態なのか、生理的範囲としてよいのかを厳密に判断するのは困難です。妊娠中の貧血の90％以上は鉄欠乏性貧血ですが、妊娠中の軽度の鉄欠乏性貧血では、必ずしも小球性を呈さないことが少なくないためです。

　また、少数例であってもその他の疾患による貧血を見逃さないことが大切です。貧血は大別して①赤血球産生の低下、②赤血球破壊の亢進、③出血のいずれかが原因で起こります。表1[6]に原因による貧血の分類を示します。詳細は成書を参照してください。

　血小板数、白血球数に加え、赤血球恒数（MCV、MCH、MCHC）、網赤血球数、フェリチン、クームス試験、末梢血液塗抹標本の観察、血清鉄、総鉄結合能もしくは不飽和鉄結合能、その他の生化学などの検査も組み合わせて鑑別し、必要に応じて時期を逸せず専門科にコンサルトを行いましょう。

　ここでは頻度の高い鉄欠乏性貧血を中心に述べます。

妊娠期の管理

　もともと潜在的な鉄欠乏性貧血状態にある日本人女性は多いことや、最も貧血が進行するのは妊娠28〜36週ですが回復傾向にあるとされる妊娠後期は分娩直前の時期であることから、貧血のケアは妊娠期全般にわたって必要です。表2[7]に鉄と葉酸の食事摂取基準を、表3[3]にこれらを多く含む主な食材を示します。これに基づき妊娠中・

表2 日本人の食事摂取基準（2015）（文献7より引用）

	鉄（mg/日）				葉酸（μg/日）			
	月経なしの場合		付加量				付加量	
	推定平均必要量	推奨量	推定平均必要量	推奨量	推定平均必要量	推奨量	推定平均必要量	推奨量
18～29歳	5.0	6.0	－	－	200	240	－	－
30～49歳	5.5	6.5	－	－	200	240	－	－
妊娠初期	－	－	+2.0	+2.5	－	－	+200	+240
妊娠中・後期	－	－	+12.5	+15.0	－	－	+200	+240
授乳婦	－	－	+2.0	+2.5	－	－	+80	+100

表3 鉄と葉酸を多く含む主な食材（文献3より抜粋）

食品	鉄（mg/100g）	食品	葉酸（μg/100g）
ほしひじき	55.0	鶏レバー（生）	1,300
あさり（缶詰・水煮）	37.8	牛レバー（生）	1,000
豚レバー	13.0	豚レバー（生）	810
あまのり、焼きのり	11.4	えだまめ（ゆで）	260
いりごま	9.9	あさつき（ゆで）	200
切り干し大根	9.7	アスパラガス（ゆで）	180
ほそめ昆布・素干し	9.6	ブロッコリー（ゆで）	120
鶏レバー	9.0	おくら（ゆで）	110
パセリ（葉・生）	7.5	ほうれんそう（ゆで）	110
あずき、さらしあん	7.4	春菊（ゆで）	100

後期の鉄の摂取基準を満たすには、ひじき約40g、豚レバー170g、あさり58gと1つの食品から摂取するのは現実的には困難な量であり、複数の食材を組み合わせる工夫が必要です。しかし、渡辺らは、妊娠中は非妊時と比較して鉄吸収が亢進するため、表2[7]に示す鉄の摂取基準ほど多くの鉄を摂取せずに鉄栄養状態を維持できる可能性を示しています[8]。

鉄欠乏性貧血の診断

『産婦人科診療ガイドライン』[1]では、妊娠初期、妊娠30週、妊娠37週に血算を検査することを推奨しています。前述のように血算のみで生理的貧血と鉄欠乏性貧血とを鑑別することは困難ですが、CDCは血清フェリチン<15μg/Lを基準とすると鉄欠乏性貧血診断の感度75％、特異度98％、血清フェリチン<12μg/Lを基準とする

表4　妊娠三半期ごとのHb、Ht適正値

三半期	Hb（＜g/dL）	Ht（＜%）
第　1	11.0	33.0
第　2	10.5	32.0
第　3	11.0	33.0

表5　鉄剤の処方例

徐放鉄剤	硫酸鉄水和物 フェロ・グラデュメット®錠（105mg）	1日1～2錠	徐放性により胃腸障害軽減
有機酸鉄	クエン酸第一鉄ナトリウム フェロミア®（50mg）	1日100～200mg 1～2回分服	胃内pHに影響されず血清鉄を上昇
	フマル酸第一鉄 フェルム®（100mg）	1日1回1カプセル	徐放性により胃腸障害軽減
	溶性ピロリン酸第二鉄 インクレミン®（50mg/mL）	1日量6～15歳 10～15mL	小児用のシロップ
注射用鉄剤	含糖酸化鉄 フェジン®（40mg/mL）	1日40～120mg 緩徐に静注	経口投与困難例または経口剤効果不十分な場合
	シデフェロン フェリコン®鉄（50mg/2mL）	1日50～100mg 緩徐に静注	

と感度61％、特異度100％としています。また、血清フェリチンは早期の鉄欠乏の指標ですが、第1～2三半期で正常であっても第3三半期の鉄欠乏を予測しているかどうかは不明とされています[5]。

鉄欠乏性貧血の予防

CDCは、鉄欠乏性貧血の予防として低用量（30mg/日）の鉄の補充から開始し、鉄を豊富に含む食材、鉄の吸収を促進する食材を積極的にとることを勧めています。表4を指標として血液検査で貧血があれば、60～120mg/日の鉄剤を処方し、4週間後に評価します。Hb 1g/dL、Ht 3％上昇がなければコンプライアンスや急性疾患の有無を確認したうえでさらに精査を行い、正常化していたら鉄を30mg/日に減らす方針となります。Hb＜9.0g/dLもしくはHt＜27％が持続する場合には内科医に依頼します[5]。

全例に血清フェリチンの検査をすることが必須とはいえないため、実際には、上記の基準を下回る際にMCV、MCHも参考に、妊娠の状態も加味し、食事やサプリメントで鉄の摂取を促すか、鉄剤を処方して反応をみることが多いでしょう。処方例を表5に示します。

鉄剤処方時の注意

鉄剤処方の際には悪心が出ることがあること、便秘傾向になりやすいこと、黒色便となることを

患者に伝えます。空腹時のほうが吸収率は上がりますが、悪心が強い場合は徐放薬に変更したり、服用を食直後とすると症状の軽減を図ることができます。鉄は体内に蓄積するため、漫然と投与することは避け、定期的に血液検査を行いましょう。

分娩期・産褥期の管理

この時期の貧血の管理は主に出血に対する治療がメインとなります。出血源の検索および止血を行うとともに、出血量に応じた補液、輸血、子宮収縮薬の投与、全身管理を行います。

CDCは産後の貧血のリスクファクターとして、第3三半期中の持続した貧血、分娩時の多量出血、多胎分娩としています[5]。

退院指導

授乳期にも妊娠初期と同じ量の鉄分摂取を必要とします。渡辺らの報告では、鉄剤の投与により授乳期にフェリチン濃度の回復が早くなるとしています[8]。退院時の貧血の有無を確認し、必要に応じ鉄剤の処方を継続します。

保健指導のポイント

日々の忙しい家事や仕事をこなしながら食事の栄養素にまで気を配って生活している方は多くはないでしょう。妊娠中にそれを意識することはよい機会です。しかし、推奨量の鉄を食事のみで補うことは難しいので、厚生労働省のホームページの『妊産婦のための食事バランスガイド』[9]なども参考にし、サプリメントや内服薬も併用し、貧血予防を指導していきましょう。

引用・参考文献

1) 日本産科婦人科学会／日本産婦人科医会．"CQ1 特にリスクのない単体妊婦の定期健康診査（定期健診）は？"．産婦人科診療ガイドライン産科編2014．東京，日本産科婦人科学会，2014，1-4．
2) Sifakis, S. et al. Anemia in pregnancy. Ann. N. Y. Acad. Sci. 900, 2000, 125-36.
3) 国立健康・栄養研究所ホームページ．食品成分の科学情報．http://hfnet.nih.go.jp/
4) 江口勝人．妊娠時水血症（生理的貧血）の臨床的意義．ペリネイタルケア．25（6），2006，612-9．
5) Centers for Disease Control and Prevention. Recommendations to prevent and control iron deficiency in the United States. MMWR Recomm. Rep. 47（RR-3），1998, 1-29.
6) 高久史麿．貧血の分類．臨床と研究．67（3），1990，686-9．
7) 厚生労働省ホームページ．日本人の食事摂取基準（2015年度版）の概要．http://www.mhlw.go.jp/file/04-Houdouhappyou-10904750-Kenkoukyoku-Gantaisakukenkouzoushinka/0000041955.pdf
8) 渡辺優奈ほか．妊婦の鉄摂取量と鉄栄養状態の縦断的検討．栄養学雑誌．71，2013，S26-38．
9) 厚生労働省ホームページ．妊産婦のための食事バランスガイド．http://www.mhlw.go.jp/houdou/2006/02/dl/h0201-3b02.pdf

■杏林大学医学部付属病院産科婦人科学教室 **松島実穂** 同准教授 **酒井啓治** 同教授 **岩下光利**

7 やせ・肥満

BMIの求め方

$$BMI（肥満指数）= \frac{体重（kg）}{身長（m）× 身長（m）}$$

やせ・肥満の妊婦さんのリスク

やせ（BMI＜18.5）　　肥満（BMI≧25）

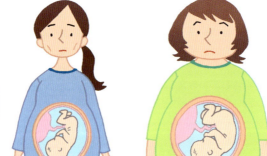

お母さんへの影響
- 切迫早産　など

赤ちゃんへの影響
- 低出生体重児

お母さんへの影響
- 妊娠高血圧症候群
- 妊娠糖尿病
- 帝王切開
- 分娩後大量出血　など

赤ちゃんへの影響
- 巨大児　など

適切な妊娠前の体重と適切な妊娠中の体重増加は赤ちゃんの発育やお母さんの安全な妊娠・出産に欠かせないものです。

やせ・肥満ってなに？

BMI（body mass index：肥満指数）は肥満の程度を知るための指標として用いられ、BMI＝体重〔kg〕÷（身長〔m〕×身長〔m〕）で計算されます。やせとは一般的にBMIで18.5未満を指し、肥満は25以上を指します。

適切な妊娠前の体重と妊娠中の体重増加は、赤ちゃんの発育や、お母さんの安全な妊娠・出産に欠かせないものです。妊娠前にやせ、もしくは肥満を認める方は、赤ちゃんや母体の合併症のリスクが高まることがあります。

妊娠経過や赤ちゃんへの影響は？

●やせ女性（BMI＜18.5）が妊娠した場合

近年、やせ女性は増加しています。特に妊娠前の普段の食事が偏っていると、妊娠後も食生活が改善されないことで、妊娠中の体重増加が不十分となることがあります。やせ女性、または妊娠前の体重が普通（18.5≦BMI＜25）の方でも、妊娠中の体重増加が不十分な場合、赤ちゃんの発育が小さくなり、低出生体重児（生まれたときの体重が2,500g未満）の頻度が増加するといわれています。その他、やせ女性の妊娠は、切迫早産のリスクが高い傾向にあるといわれています。

●肥満女性（BMI≧25）が妊娠した場合

肥満女性は、妊娠糖尿病や妊娠高血圧症候群、巨大児（生まれたときの体重が4,000g以上）などを発症するリスクが高まります。また、帝王切開率や分娩後大量出血などの分娩時の異常も多くなります。妊娠中の体重増加を制限することで、これら産科的異常が減少すると考えられますが、巨大児の発症には妊娠中の体重増加よりも、妊娠前の肥満度のほうが強く影響するといわれています。

どんなことに気を付けて生活したらいいの？

妊娠前から、健康な体づくりを行うため、バランスのよい食事と適正な体重を目指しましょう。また、妊娠後は赤ちゃんの発育のために、適切な体重増加が必要となります。厚生労働省「健やか親子21」による妊娠期間の推奨体重増加量を目安にしましょう。

やせ・肥満女性の現状

　やせは、WHO（世界保健機関）と日本肥満学会の基準よりBMI 18.5未満を指し、肥満は、日本では日本肥満学会の基準によりBMI 25以上とされます。

　日本における、主な生殖年齢である20歳代および30歳代女性におけるやせの割合は、1983年では20歳代女性14.6％、30歳代女性7.8％であったのが、2003年では20歳代女性23.4％、30歳代女性14.7％と増加していました。2003年以降は、このやせの割合はほぼ横ばいで経過しています。一方で肥満者の割合は1983年では20歳代女性8.7％、30歳代女性13.5％であったのが、2014年では20歳代女性7.8％、30歳代女性12.1％であり、この30年間で大きな変化はありません[1]。

　現代女性のやせの増加には、食事や栄養に対する関心の薄さや、適切な食事準備に必要な知識の欠如などによるバランスの悪い食生活、近年のダイエット志向の増加などが背景に存在していると考えられます[2]。

やせ・肥満女性の妊娠予後

　やせ女性は低出生体重児分娩、切迫早産のリスクが高い傾向にあります。特に、近年低出生体重児の出生率は増加しており、その要因として妊娠前の母体のやせ、低栄養などが挙げられます。また、妊娠前体重がやせ～普通であった女性で、妊娠中の体重増加が7kg未満の場合は低出生体重児を発症するリスクが有意に高いとの報告もあります[2]。近年の疫学研究により、胎児期に低栄養であった児は、将来的に生活習慣病を発症するリスクが上昇することが懸念されており、この観点からも妊娠中の健康的な体重増加が重要であると考えられるようになってきました[3]。

　一方で、妊娠前に肥満であった女性は、妊娠糖尿病、妊娠高血圧症候群、巨大児分娩、選択的・緊急帝王切開、弛緩出血などのリスクが高い傾向があります。巨大児の発症には、妊娠中の増加より妊娠前肥満度のほうが強く影響しており、肥満妊婦の妊娠中の体重増加を抑えても、巨大児、heavy for dateの発症は防止できないとされています。また、肥満妊婦が妊娠中の体重増加を制限することで、上記産科的異常の減少が得られるかどうかについては、わが国の介入研究も少ないため、明確な根拠に乏しいのが現状です[4]。

妊娠期の管理

　わが国では、複数の妊娠中体重増加の推奨値が存在しています。日本産科婦人科学会と日本妊娠高血圧学会は、妊娠高血圧症候群の発症予防の観点から妊娠中の体重増加量を推奨していますが[5]、一方で厚生労働省「健やか親子21」は、近年のやせ女性の増加や、妊娠中の体重増加が不十分である場合における低出生体重児の出生率上昇などの新たな知見を考慮して、妊娠期の至適体重増加量を提案しています（表1、2）[2]。

　ここでは厚生労働省「健やか親子21」の基準を紹介していますが、大切なのは妊娠中の体重増加を画一的に厳しく管理することなく、妊婦個々の体格や、妊娠経過に配慮した対応を行うことです。

第1章 産科合併症

表1 妊娠全期間を通しての推奨体重増加量 （文献2より引用）

妊娠前BMI	推奨体重増加量
やせ：BMI＜18.5	9〜12kg
普通：18.5≦BMI＜25.0	7〜12kg
肥満：BMI≧25.0	個別対応*

＊おおよそ5kgを目安とし、BMIが著しく超える場合には、その他のリスクや妊娠経過を考慮しながら個別に対応していく

表2 妊娠中期から末期*における1週間当たりの推奨体重増加量 （文献2より引用）

妊娠前BMI	1週間あたりの推奨体重増加量
やせ：BMI＜18.5	0.3〜0.5kg/週
普通：18.5≦BMI＜25.0	0.3〜0.5kg/週
肥満：BMI≧25.0	個別対応

＊妊娠中期から末期とは、妊娠16週以降を指す

保健指導のポイント

　バランスのとれた栄養摂取に基づいた食生活を指導することが大切です。

　また、以前まで習慣化されていたような妊娠中の体重増加を10kg以下に抑制させるような一律的な体重管理は望ましくありません。むしろ妊娠中の不十分な体重増加は低出生体重児の発症リスクを上げることを念頭に置き、妊娠前の体格（BMI）に応じた、緩やかな体重管理を行うことが望ましいでしょう。

引用・参考文献

1) 厚生労働省健康局がん対策・健康増進課栄養指導室. 平成24年国民健康・栄養調査報告. 東京, 厚生労働省, 2012, 112.
2) 「健やか親子21」推進検討会. 妊産婦のための食生活指針：「健やか親子21」推進検討会報告書. 東京, 厚生労働省, 2006, 2.
3) 吉田穂波ほか. 人口動態統計からみた長期的な出生時体重の変化と要因について. 保健医療科学. 63, 2014, 2-16.
4) 日本産科婦人科学会/日本産婦人科医会. "CQ10 妊娠前の体格や妊娠中の体重増加量については？". 産婦人科診療ガイドライン産科編2014. 東京, 日本産科婦人科学会, 2014, 47-51.
5) 日本妊娠高血圧学会. "妊娠中毒症の生活指導および栄養指導". 妊娠高血圧症候群（PIH）管理ガイドライン. 東京, メジカルレビュー社, 2009, 75-6.

■山口大学医学部産科婦人科助教　**李　理華**

8 羊水過多

羊水の循環

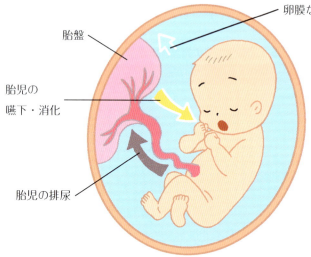

- 卵膜などへの吸収
- 胎盤
- 胎児の嚥下・消化
- 胎児の排尿

胎児は羊水を飲み込んで消化・吸収し、再び尿として排泄します。

羊水過多

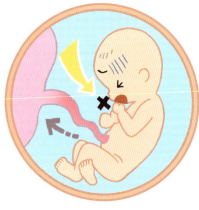

羊水を上手に飲み込めない

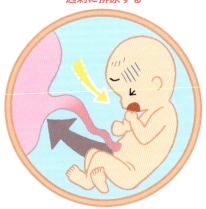

過剰に排尿する

羊水過多とは、羊水が多すぎることをいいます。この場合、胎児の精密検査が必要になります。

第1章 産科合併症

羊水過多ってなに？

　胎児がある程度大きくなると、胎児の尿が主な羊水の成分になります。そして胎児はその羊水を飲み込んで消化・吸収し、再び尿として排泄します。このようにして羊水は循環しているのです。

　羊水が多すぎることを「羊水過多」といいます。胎児が羊水を上手に飲み込めなかったり、過剰に排尿したりすることが原因で羊水過多になることがあるので、羊水過多がある場合は、胎児の精密検査が必要になります。羊水過多が進むと、切迫早産の原因にもなり、入院管理が必要になることもあります。

治療はどうするの？　赤ちゃんへの影響は？

　母体や胎児に特に異常が認められなければ基本的に経過観察します。自然に改善することもあるからです。先に述べたように、羊水過多によって子宮が非常に大きくなると切迫早産を起こしてしまいます。切迫早産の治療として、安静や子宮収縮抑制薬の投与があります。

　羊水過多による症状が強い場合、羊水穿刺によって羊水除去を行うことがあります。羊水穿刺とは、妊婦さんの腹部に針を刺し、羊水を抜く処置のことです。この処置によって、一時的にでも症状の改善や、妊娠の継続が期待できますが、胎盤早期剥離や前期破水、感染症などの合併症に気を付けなくてはなりません。

　羊水過多を起こす可能性がある胎児の病気は、多岐にわたります。最先端の胎児手術などで妊娠中に治療可能な病気もありますが、多くは出生後の治療になります。出生後の治療で予後が改善する病気もありますが、例えばダウン症候群（時に羊水過多を起こす原因となる）などの染色体異常に対しては、根本的な治療法がありません。

　分娩の際も注意が必要です。破水した際に、へその緒（臍帯）が多量の羊水とともに子宮外に流れ出る（臍帯脱出）と、胎児が危険な状態になります。また、羊水過多によって過剰に引き伸ばされた子宮の筋肉は収縮力が弱くなるため、陣痛が弱くなったり（微弱陣痛）、分娩後の多量出血（弛緩出血）が起こりやすくなったりします。

どんなことに気を付けて生活したらいいの？

　早産や突然の破水を防ぐためには、安静が必要です。性器出血や子宮収縮が頻回に起こる場合はすぐに病院を受診しましょう。母体の糖尿病なども羊水過多の原因になるため、その場合は食生活の改善やインスリン注射の導入が必要になります。

8
羊水過多

表1 羊水過多の原因

1. 胎児の羊水吸収障害	嚥下障害	染色体異常、中枢神経系異常、神経性疾患、筋原性疾患、骨系統疾患、口唇口蓋裂、小顎症、口腔・頸部腫瘍など
	上部消化管通過障害	食道閉鎖、十二指腸・小腸閉鎖、胸腔内腫瘍、輪状膵、横隔膜ヘルニア、腹壁破裂、臍帯ヘルニアなど
2. 胎児の尿産生過剰	浸透圧性	母体耐糖能異常
	抗利尿ホルモン低下	中枢神経異常（無脳症、全前脳胞症など）
	胎児循環異常	双胎間輸血症候群、無心体双胎、心・血管奇形、胎児貧血、胎児水腫、ウイルス感染症など
3. 胎児血漿成分漏出	脳脊髄液漏出	無脳症、脳瘤、髄膜瘤など
	その他の体液漏出	腹壁破裂、臍帯ヘルニアなど
4. 胎盤異常	絨毛血管腫	
5. 特発性		

病態生理

妊娠初期の羊水は、母体血漿の滲出液や羊膜などからの産生が中心と考えられていますが、中期以降の羊水は胎児尿が主成分となります。羊水の吸収は、羊膜からの吸収（約200～500mL）もありますが、やはり胎児の嚥下・消化（約500～1,000mL）が重要です[1]。羊水の「産生と吸収」という、羊水循環のバランスが何らかの原因で崩れた際に、羊水量の異常が生じます。つまり、何らかの原因で胎児が羊水を嚥下・吸収できない場合や、胎児が多量に排尿している（もしくは体液を排出している）場合です。

羊水量の評価

羊水量の評価法には、最大羊水垂直ポケット（maximum vertical pocket；MVP）、羊水指数（amniotic fluid index；AFI）などが一般的に用いられます。羊水過多の診断は、報告によって多少の違いはありますが、MVPが8cm以上、AFIが25cm以上とすることが多いです[2]。日本産科婦人科学会では妊娠時期を問わず羊水量が800mLを超えるときに羊水過多と定義していますが、統計的な解析により2,000mL以上を羊水過多とする報告もあり[3]、国際的に明確な定義はありません。

羊水過多に臨床的な症状を伴うものは羊水過多症といいます。

主な原因

羊水過多となる主な原因を表1に示します。母体因子によるものは耐糖能異常（糖尿病合併妊娠および妊娠糖尿病）くらいで、原因のほとんどを胎児因子が占めます。羊水過多の15％は母体糖尿病によるとの報告もあります[4]。特発性の羊水過多も9.8～22.2％程度[5,6]あり、これらは程度も

比較的軽く、自然に軽快することも多いとされています。しかし、羊水過多の程度が高度になると90％以上に何らかの原因があるといわれています[4]。従って、羊水過多を認める場合には、母体の耐糖能検査および超音波断層法による胎児異常の検索（必要に応じてMRIなど）が重要です。

予　後

羊水過多症の児の予後は、原疾患によって変わってきます。一般的に羊水過多の程度が強いほど周産期死亡率が高いといわれていますが、これは高度の羊水過多では致死的な胎児異常や胎児奇形を伴っている場合が多いためです[7]。特に胎児発育不全を伴う場合は予後が悪いとされています。

妊娠期の管理

羊水過多になる速度や、羊水量の程度によって母体の症状は異なってくるので、症例に応じた管理が重要になります。

急性羊水過多の管理

特に、急激に羊水過多が進行する急性羊水過多では、切迫早産、呼吸困難、悪心・嘔吐などの症状が生じやすくなります。さらに、静脈還流障害によって腹壁、外陰部、下肢に浮腫をきたす場合もあります[7]。

胎児治療によって羊水過多を改善することが可能な症例では、それを優先します。例えば双胎間輸血症候群の受血児が羊水過多をきたしている場合、胎児鏡下胎盤吻合血管レーザー凝固術による原因疾患の治療により羊水過多の改善が十分期待できます。

また、母体の耐糖能異常によって羊水過多をきたしている可能性があるので、75g経口ブドウ糖負荷試験（oral glucose tolerance test）やHbA1cの検査を行います。母体の耐糖能異常が判明した場合は、食事療法やインスリン療法によって血糖コントロールを行う必要があります。

切迫早産徴候や羊水過多症の管理

切迫早産徴候を示す場合や羊水過多症がある場合は、入院管理が望ましいでしょう。切迫早産に対しては、一般的な管理と同様に安静および子宮収縮抑制薬の投与を行います。絨毛羊膜炎を否定するために、炎症反応の有無について検査する必要があります。

羊水除去

羊水過多症の存在は、羊水穿刺によって羊水除去を行う一つの目安になります。あくまでも対症療法なので、羊水除去による妊娠期間の延長が有益と判断される場合に行うべきですが、必要な症例に対しては適宜考慮する必要があります。特に出生後に外科的治療が控えているような症例（胎児上部消化管閉鎖、横隔膜ヘルニア、腹壁破裂など）では、比較的早い週数から羊水過多が起こりやすく、早産・低出生体重児を極力回避するためには羊水除去がどうしても必要になってきます。羊水穿刺のリスクとして、破水、陣痛発来、感染、出血、血腫、羊水塞栓、常位胎盤早期剥離などがあり、これらを事前にインフォームド・コンセントしておく必要があります。

18〜20Gの穿刺針を用いて、清潔操作で超音波ガイド下に羊水穿刺を行います。羊水除去量、排液速度、抗菌薬の使用、子宮収縮抑制薬の使用などに関してはコンセンサスが得られていませ

ん[8]が、羊水除去中は母体のバイタルサインや症状を細やかに観察し、胎児のモニタリングも並行して行いながら、いつでも緊急帝王切開が可能な状況下で行うのが望ましいでしょう。

除去中は、徐々に子宮が収縮するので、腹壁穿刺部位と子宮壁穿刺部位とがずれてくることに注意が必要です。われわれの施設ではプラスチックカニューレ型の穿刺針を使用することが多いですが、硬い内筒を完全に抜いてしまうと、軟らかい外筒のみでは、この腹壁と子宮壁とのずれのために外筒が折曲したり、自然抜去したりして、途中から羊水除去ができなくなる可能性があります。そこでわれわれの施設では、羊水穿刺後に内筒は完全抜去せず、先端が外筒内に入る程度まで抜き、硬い内筒を残す方法で行っています。

羊水除去中はもちろんですが、その前後においても、胎児のwell-beingを観察・評価することは、言うまでもありません。

分娩期の管理

胎児異常が判明している症例では、科を超えた連携プレーが重要なので、分娩の時期や方法について新生児科、小児外科、小児循環器科、そして各科のコメディカルなどと十分に話し合って、計画的な管理を行うことが求められます。

羊水過多症例の分娩時には、胎位の変化、破水時の臍帯脱出、常位胎盤早期剥離などに注意する必要があります。羊水除去の際と同様に、いつでも緊急帝王切開が可能な体制で分娩管理を行うのが望ましいです。羊水過多に対する分娩方法に一定のコンセンサスはなく、施設によっては帝王切開分娩を選択しているところもあります[5]。

われわれの施設では、原則ダブルセットアップ下で管理分娩を行っています。羊水過多が中等度〜高度の場合、事前に羊水除去を行ったり、陣痛間歇時に経腟的に穿刺針で破膜したりすることで徐々に羊水を減じ、前述の合併症を極力回避できるよう努めています。

経腟超音波で臍帯下垂がないことを確認することも重要です。過伸展した子宮筋は収縮が悪く、微弱陣痛をきたしやすいので、オキシトシンなどの子宮収縮薬が必要になることがあります。

同様の理由で分娩後に弛緩出血が起こりやすくなります。事前にタイプアンドスクリーン、十分な補液、子宮収縮薬（オキシトシン、麦角アルカロイド剤など）の準備を行い、弛緩出血時に速やかに対応できるようにしましょう。

第1章 産科合併症

保健指導のポイント

　妊娠中の指導としては、おおむね切迫早産の管理と同様になります。すなわち、「自宅で安静に過ごす」ことや「おなかの張りや痛みが頻繁に起こるときには、速やかに病院を受診する」ことです。また、破水の際は多量の羊水流出とともに臍帯脱出が起こる可能性があるため、場合によっては救急車での来院を指示する必要があります。

　胎児異常によっては、児がミゼラブルな経過をたどる場合もあります。母親としての不安や悩みなどに対してもサポートできるような環境づくりが必要と考えられます。

‖‖引用・参考文献

1) 日本産科婦人科学会編. "羊水異常の診断". 産婦人科研修の必修知識2013. 東京, 日本産科婦人科学会, 2013, 234-8.

2) 坂井昌人. "羊水過多・過少". 周産期医学必修知識. 第7版. 周産期医学41巻増刊. 東京, 東京医学社, 2011, 248-50.

3) Brace, RA. et al. Normal amniotic fluid volume changes throughout pregnancy. Am. J. Obstet. Gynecol. 161(2), 1989, 382-8.

4) Hill, LM. et al. Polyhydramnios: ultrasonically detected prevalence and neonatal outcome. Obstet. Gynecol. 69(1), 1987, 21-5.

5) 高橋尚子ほか. 羊水過多. 産婦人科の実際. 57 (12), 2008, 1929-31.

6) 井槌慎一郎ほか. "羊水過多・過少". 周産期医学必修知識. 第6版. 周産期医学36巻増刊. 東京, 東京医学社, 2006, 221-3.

7) 山田崇弘ほか. 羊水過多の臨床. 産科と婦人科. 78 (10), 2011, 1199-203.

8) 日本産科婦人科学会／日本産婦人科医会. "CQ306-1 妊娠中の羊水過多の診断と取り扱いは？". 産婦人科診療ガイドライン産科編2014. 東京, 日本産科婦人科学会, 2014, 150-2.

■久留米大学医学部産科婦人科学教室助教　**上妻友隆**

8
羊水過多

9 羊水過少

羊水の産生・吸収と羊水過少の原因

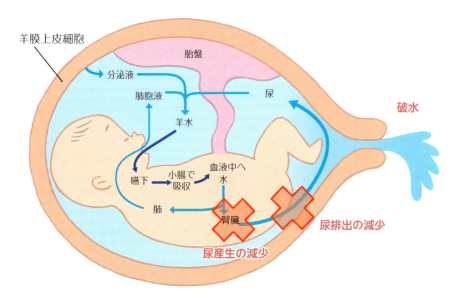

妊娠初期では羊膜や胎児の皮膚より産生される羊水は、
妊娠中期以降は、ほとんどが胎児の排尿により産生されます。
羊水過少症は、胎児の尿の産生や排出の減少、
前期破水による羊水の喪失などにより生じます。

羊水過少の診断を受けたら…

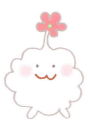

①胎児奇形がないかどうか、
　詳しい超音波検査を受けましょう。
②薬剤が原因の場合、中止や変更が可能かどうか
　医師に相談してください。
③原因不明の場合、水っぽいおりものが出たら
　受診して破水かどうかを確認してください。

羊水過少ってなに？

羊水過少とは、羊水量がなんらかの原因で減少した状態をいいます。羊水の量の計測は超音波検査で行い、羊水最大深度が2cm未満の場合を羊水過少とよびます。羊水のほとんどは胎児の尿であり、羊水過少は胎児の尿の産生や排出の減少、前期破水による羊水の喪失などによって起こります。羊水過少の原因には、破水、胎盤機能不全、胎児奇形、母体への薬物投与、多胎による異常などが挙げられます[1]。

治療はどうするの？　赤ちゃんへの影響は？

羊水過少が起こった時期や原因によって異なります。母体への薬物投与が原因と考えられる場合、薬物の中止もしくは変更を行うことで改善することがあります。羊水検査に引き続いて生じた前期破水に伴う羊水過少では、羊水流出が自然に改善し羊水量が改善する場合があります。しかし、その他の原因による羊水過少の場合は、羊水量を改善させる効果が長期的に持続する一般的な治療法はありません。妊娠中期の前期破水の場合、感染予防のために抗菌薬投与を行い妊娠期間の延長を図りますが、子宮収縮を抑制できずに早産となったり、絨毛膜羊膜炎や常位胎盤早期剥離、臍帯脱出、胎児死亡などの重篤な合併症を起こしたりすることがあります。

妊娠中期以降に長い期間にわたって羊水過少を認める場合、肺の低形成を引き起こし、生後の呼吸不全の原因となります。また胎動の制限や子宮壁からの圧迫により四肢の変形や筋肉の拘縮をきたすことがあります。分娩時に羊水過少を伴う場合、臍帯圧迫による胎児徐脈が起こることがあり、人工羊水注入や帝王切開分娩が必要になることがあります。

どんなことに気を付けて生活したらいいの？

羊水過少の診断を受けた場合、羊水過少をきたしうる胎児奇形がないかどうか、詳しい超音波検査を受ける必要があります。羊水過少の原因となる薬剤を使用している場合、薬剤の中止や変更が可能かどうか、医師に相談してください。原因不明の羊水過少の場合、ごく少量ずつ羊水が流れ出る前期破水のこともあるので、水っぽいおりものが出た場合には受診し、破水かどうかの確認が必要です。

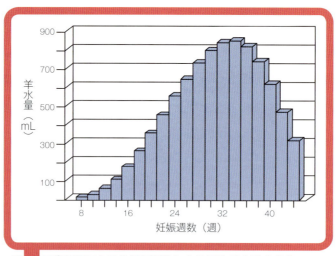

図1 正常妊娠における妊娠週数による平均羊水量の変化
（文献5より引用）

病態生理[1-4]

　羊水過少症は羊水量が減少した状態をいい、超音波検査により診断されます。羊水最大深度が2cm未満もしくは羊水インデックス（amniotic fluid index；AFI）が5cm未満を羊水過少とよびます。

　羊水量は羊水の産生と吸収のバランスによって成り立っています。妊娠の初期では羊膜や胎児の皮膚より産出されますが、中期以降ではほとんどが胎児の排尿により産出されており、排尿と嚥下のバランスで羊水量が決まってきます。羊水は妊娠32週ごろをピークとして1日700〜900mL産出され、以降徐々に羊水量は減少していきます（図1）[5]。

　羊水過少症は胎児の尿の産生や排出の減少、前期破水による羊水の喪失などにより生じます。妊娠中期の羊水過少の原因（表1）[2]としては前期破水が50％と最も多く、胎児発育不全が18％、胎児奇形が15％、胎盤早期剥離が7％、多胎による異常が5％、特発性要因が5％を占めています。羊水過少をきたしうる胎児奇形として、両側腎無発生、常染色体劣性多発性嚢胞腎、両側多嚢胞性異形成腎、下部尿路閉鎖などが挙げられます。多胎による羊水過少は双胎間輸血症候群の供血児や胎児発育不全児にみられます[3]。

　妊娠後期に生じる羊水過少の多くは前期破水もしくは胎盤循環不全が原因となります。胎盤循環不全の原因は妊娠高血圧症候群や抗リン脂質抗体症候群などの自己免疫疾患によるものが主で、胎児発育不全を伴い尿産生が低下するため羊水過少となります。妊娠末期に向けて生理的に羊水量は減少していくため、羊水過少に至る場合があり、41週以降での羊水過少は12％と報告されています。

表1 羊水過少の原因（文献2より引用）

胎児因子	染色体異常
	先天奇形（両側腎無発生、常染色体劣性多発性嚢胞腎、両側多嚢胞性異形成腎、両側尿管閉鎖、下部尿路閉鎖など）
	胎児発育不全
	胎児死亡
	過期妊娠
	前期破水
胎盤因子	亜急性の常位胎盤早期剥離
	双胎間輸血症候群の供血児
	胎盤梗塞・血栓
母体因子	子宮胎盤循環不全（妊娠高血圧腎症、高血圧、膠原病、腎症など）
	薬物使用（プロスタグランジン合成阻害薬、アンジオテンシン変換酵素阻害薬、トラスツズマブなど）
特発性	

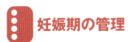

妊娠期の管理

羊水過少と妊娠週数

　羊水過少の予後は原因、重症度、発症時の妊娠週数、羊水過少持続期間によって異なります。腎奇形や尿路奇形の場合、予後に影響を与えます。

妊娠初期

　妊娠初期における羊水過少は、胎芽・胎児の大きさに比べて胎嚢が小さいことなどで現れますが、多くが予後不良であり自然流産に至ります。

妊娠中期

　妊娠中期の羊水過少は、胎児死亡もしくは新生児死亡に終わる場合が多く予後不良であり、母体もしくは胎児の合併症により自然早産もしくは人工早産に至る場合が多いです。

　羊水量の回復の可能性がある病態としては、母体への薬物投与（プロスタグランジン合成酵素阻害薬やアンジオテンシン変換酵素阻害薬、トラスツズマブなど）による胎児の腎機能障害で、これらの薬剤の使用を中止することで改善することがあります。また妊娠中期の羊水検査に引き続いて生じた前期破水に伴う羊水過少では、羊水流出が自然に改善し羊水量が改善する場合があり、そのほかの原因による羊水過少よりも予後は良好です。

　妊娠中期の前期破水による羊水過少では、感染予防のために抗菌薬投与を行い妊娠期間の延長を図ります。妊娠週数や周産期施設の管理方針により子宮収縮抑制薬を投与する場合がありますが、子宮収縮を抑制できずに早産となったり、絨毛膜羊膜炎や常位胎盤早期剥離、臍帯脱出、胎児死亡などの重篤な合併症により人工早産を余儀なくさ

れたりする可能性があります。

胎児奇形では、両側性の腎臓の異常の場合は腎性腎不全、両側尿管もしくは下部尿路閉鎖の場合は腎後性腎不全により羊水過少をきたします。下部尿路閉鎖などのごく一部の限られた状況以外では胎児期の治療は困難であり、不可逆的に進行し肺低形成を伴います。

妊娠後期

妊娠後期では羊水量に反比例し合併症の頻度が上昇します。羊水過少に伴う合併症として、臍帯圧迫による影響や胎盤循環不全、胎便吸引症候群などの増加がみられます。

診断と治療

羊水過少を発症した時期は重要な予後因子となります。妊娠の早い時期より羊水過少をきたした場合、遅い時期に羊水過少となった場合と比較し、周産期合併症のリスクは増加します。妊娠26週以降の前期破水の場合、肺低形成を合併する頻度は低いといわれています。また羊水過少の程度が重篤なほど、肺低形成のリスクは増加します。しかし、出生前に肺低形成の重症度を診断することは困難です。

羊水過少に対する人工羊水注入は、胎児形態異常の診断精度の改善や前期破水の補助診断として有用な可能性はありますが、羊水過少による四肢の変形や肺低形成の予防としての治療効果については証明されていません[6]。母体の飲水促進や低張液の点滴投与により一時的に羊水量が増加するとの報告[7]もありますが、羊水量を改善させる効果が長期的に持続する一般的な治療法はありません。

入院のうえ、可能な限りの評価を行い、ノンス

トレステストや超音波検査において児の状態の管理を行います。ノンストレステストと超音波による羊水量計測により、予期せぬ胎児死亡を減少させることができるといわれています。

分娩期の管理

分娩の適応は、羊水過少の原因によって異なります。胎児形態異常の有無、母体合併症の程度や胎児発育、頸管熟化の状態などを総合的に判断し分娩時期を決定します。妊娠36週以前から羊水過少を認める場合には37週以降での分娩誘発も考慮されます。

分娩時、胎児心拍数モニタリングで異常所見を認めた場合には連続モニタリングが必要となります。羊水過少に伴う合併症として、胎盤循環不全と臍帯圧迫による胎児心拍数異常のため帝王切開に至る場合が多く、Apgarスコア低値の原因となります。分娩経過中に変動一過性徐脈を認める場合には、経頸管的人工羊水注入により臍帯圧迫を軽減することで胎児心拍数異常の改善が期待されます。しかし、羊水混濁時の胎便吸引症候群に対する予防効果は証明されていません[1]。

産褥期の管理・退院指導

妊娠中期の前期破水後の羊水過少を伴う分娩では、破水期間が長期の場合は産褥期に子宮内膜炎を合併する場合があります。下腹部痛などの症状、発熱や炎症所見の有無に注意し、子宮内膜炎と診断した場合にはスルバクタムナトリウム／アンピシリンナトリウムなどの広域スペクトラムの

抗菌薬投与が必要です。

　妊娠高血圧症候群や抗リン脂質抗体症候群などの増悪による胎盤循環不全が原因の羊水過少の場合、分娩後もこれらの原疾患の管理が重要であり、降圧薬の投与や抗血栓療法などを行います。

保健指導のポイント

　羊水過少の原因、診断された時期、程度により妊娠経過は異なります。羊水過少と診断された場合、胎児形態異常の検索を含む原因精査が必要です。妊娠中期より重篤な羊水過少を認める場合は、周産期予後が厳しい可能性があります。予期せぬ胎児死亡を防ぐためには超音波検査や胎児心拍数モニタリングによる管理が必要です。

引用・参考文献

1) 日本産科婦人科学会／日本産婦人科医会. "CQ302-2 妊娠中の羊水過少の診断と取り扱いは？". 産婦人科診療ガイドライン産科編2014. 東京, 日本産婦人科学会, 2014, 153-5.

2) Cunningham, FG. et al. "Amnionic fluid". Williams Obstetrics. 24th ed. New York, McGrow-Hill Education, 2014, 231-9.

3) Bianchi, DW. et al. "Oligohydramnios". Fetology. 2nd ed. New York, McGraw-Hill Companies, 2010, 871-8.

4) 左合治彦ほか. "前期破水の取り扱い". 国立成育医療研究センター産科実践ガイド. 改訂第2版. 東京, 診断と治療社, 142-6.

5) Brace, RA. et al. Normal amniotic fluid volume changes throughout pregnancy. Am. J. Obstet. Gynecol. 161(2), 1989, 382-8.

6) Van Teeffelen, S. et al. Transabdominal amnioinfusion for improving fetal outcomes after oligohydramnios secondary to preterm prelabour rupture of membranes before membranes before 26 weeks. Cochrane Database Syst. Rev. Issue 8, 2013, CD009952. pub2.

7) Hofmeyr, GJ. et al. Maternal hydration for increasing amniotic fluid volume in oligohydramnios and normal amniotic fluid volume. Cochrane Database Syst. Rev. (1), 2002, CD000134.

■国立成育医療研究センター周産期・母性診療センター胎児診療科　**杉林里佳**

10 妊娠高血圧症候群

妊娠高血圧症候群のしくみ

血管から水分が漏出する

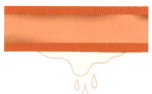

血管に血栓ができる

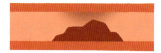

血管がれん縮する

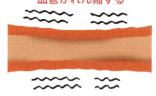

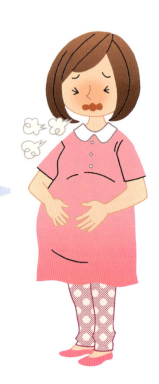

血圧上昇
蛋白尿
子癇
胎児発育不全
HELLP症候群　など

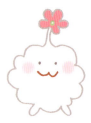

妊娠高血圧症候群の根本的治療はなく、分娩が唯一の治療となります。
発症した場合は安静や無理のない生活を心がけましょう。

第1章 産科合併症

妊娠高血圧症候群ってなに？

妊娠高血圧症候群とは、妊娠20週（6カ月）以降分娩後12週の間に血圧の上昇を引き起こす疾患です。血圧だけが上昇している場合を「妊娠高血圧」、血圧の上昇に加えて尿に蛋白が出ている場合を「妊娠高血圧腎症」といいます。血管の内皮細胞の障害で、血管の中から水分が漏出してむくみを引き起こすとともに、血管の中の脱水状態を引き起こします。さらに細かな血管で血の塊ができやすくなり、腎臓などの臓器障害や胎盤機能の悪化をきたします。また、重症化すると母体に子癇とよばれるけいれんや脳出血を引き起こすことがあります。常位胎盤早期剥離とよばれる胎盤の剥離が起こりやすくなり、発症すると児の低酸素症や母体の凝固異常をきたして母児ともに危険な状態に至ることもあります。

治療はどうするの？　赤ちゃんへの影響は？

妊娠高血圧症候群の根本的治療はありません。妊娠を終わらせること、つまり分娩が唯一の治療となります。妊娠高血圧症候群を発症した場合には、安静と病状の変化を見極める目的で入院治療を行うことも多いです。重症の高血圧が認められるときは、母体の脳出血を予防するために降圧薬を用います。また、子癇を予防する目的で硫酸マグネシウムというけいれん予防の薬を用いることもあります。

赤ちゃんに及ぼす影響として、胎盤機能不全のために発育不良を起こしやすくなります。また、赤ちゃんの低酸素症を起こしやすいので、定期的な赤ちゃんの検査（胎児心拍数モニタリング）が必要となります。赤ちゃんの発育の停止や低酸素症を認めた場合には分娩を選択します。

正期産の時期（妊娠37週以降）であれば基本的には誘発分娩を選択します。早産の時期（妊娠22〜36週）では、分娩した場合の赤ちゃんの未熟性と妊娠高血圧症候群の重症度を比べながら分娩の時期を探っていきます。分娩に際しては血圧の上昇に気を付けながら、赤ちゃんの低酸素症を見出す目的で胎児心拍数モニタリングを持続的に行いますが、帝王切開が選択されることも少なくありません。

どんなことに気を付けて生活したらいいの？

妊娠高血圧症候群の発症予防につながる方法はありません。以前には厳格な塩分制限や水分制限などが行われたこともありますが、むしろ逆効果となります。安静や無理のない生活を行うことが大切です。内科合併症（高血圧、腎疾患など）がある場合には定期的な健診が特に大切です。また、入院安静を指示された場合には必ずその指示に従ってください。

10
妊娠高血圧症候群

病態生理

疫学

妊娠高血圧症候群の発生頻度は2〜7％とされています。子癇は先進国では2,000分娩に約1例であるのに対して発展途上国では100〜1,700分娩に約1例であり、世界的には年間約50,000人の母体死亡があります。わが国においても母体死亡のうち、出血、産科的塞栓に次いで多い母体死亡の原因を妊娠高血圧症候群が占めています。母体の頭蓋内出血、子癇、常位胎盤早期剥離などが死亡要因となり、胎盤機能不全をきたして新生児予後にも大きな影響を及ぼします。

発症機序

心血管系疾患・高血圧の家族歴を有する場合、妊娠高血圧症候群の発生頻度が増加することや、母、娘、姉妹、孫の姉妹で妊娠高血圧症候群を発症するリスクは、義理の母、義理の娘に比して2〜5倍高いことから、発症に遺伝的素因が関与していることが考えられます。また、精液の曝露機会が少ないことや、夫婦の共同生活が短いことが妊娠高血圧症候群の発症増加と関連し、無精子症の顕微授精（intracytoplasmic sperm injection；ICSI）症例において妊娠高血圧症候群の発症率が高いことや、父親が変わると妊娠高血圧症候群の発症頻度が増加することから、免疫学的関与が発症に関連していることが知られています。

妊娠高血圧症候群の発症機序として、図1に示すような2段階説が有力とされています。この結果として血管透過性亢進（浮腫、肺水腫、血管内脱水など）、微小血栓（血小板減少、胎盤機能不全など）、血管攣縮（子癇など）をきたして病態

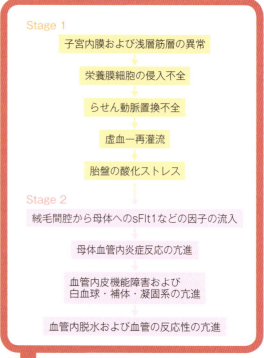

図1 妊娠高血圧症候群の発症機序

が形成されます。

用語の定義[1]

妊娠高血圧は「妊娠20週以降に初めて高血圧が発症し、分娩後12週までに正常に復する場合」をいいます。

妊娠高血圧腎症は「妊娠20週以降に初めて高血圧が発症し、かつ蛋白尿を伴うもので分娩後12週までに正常に復する場合」をいいます。

加重型妊娠高血圧腎症は「高血圧（chronic hypertension）が妊娠前あるいは妊娠20週までに存在し、妊娠20週以降蛋白尿を伴う場合、高血圧と蛋白尿が妊娠前あるいは妊娠20週までに存在し、妊娠20週以降、いずれか、または両症状が増悪する場合、蛋白尿のみを呈する腎疾患が妊娠前あるいは妊娠20週までに存在し、妊娠20

週以降に高血圧が発症する場合」をいいます。

子癇は「妊娠20週以降に初めてけいれん発作を起こし、てんかんや二次性けいれんが否定されるものでけいれん発作の起こった時期により、妊娠子癇・分娩子癇・産褥子癇と称する」とされています。

妊娠期の管理

生活指導および栄養指導

妊娠高血圧症候群の生活指導および栄養指導として、日本産科婦人科学会周産期委員会（1988年）において、生活指導として「安静およびストレスを避ける」こととしています。

栄養指導としてエネルギー摂取（総カロリー）は、非妊時BMI≦24の妊婦では30kcal×標準体重（kg）＋200kcal/日、および非妊時BMI≧24の妊婦では30kcal×標準体重（kg）/日とし、予防には妊娠中の適切な体重増加が勧められるとして、BMI＜18では10〜12kg増、BMI 18〜24では7〜10kg増、BMI＞24では5〜7kg増をその目安としています。

塩分制限は7〜8g/日に制限し、極端な塩分制限は勧められないとしています。また、予防には10g/日以下が勧められています。

水分摂取として1日尿量500mL以下や肺水腫では前日尿量に500mLを加える程度に制限しますが、それ以外は制限しないとしています。口渇を感じない程度の摂取が望ましいとされています。

蛋白質摂取量は標準体重×1.0g/日とし、予防には標準体重×1.2〜1.4g/日が望ましいとされています。

動物性脂肪と糖質は制限し、高ビタミン食とすることが望ましいとしています。

薬物療法

基本的に薬物療法（降圧薬）の目的は脳出血などの母体合併症の防止にあると考えられています。従って重症化した場合に降圧薬を用いることが一般的であり、軽症域では降圧薬の使用はむしろ弊害のほうが大きいと考えられています。

第一選択の降圧薬にはヒドララジン塩酸塩（経口）もしくはメチルドパを用いるとされていて、第二選択の降圧薬にはヒドララジン塩酸塩（静注）もしくはニカルジピン塩酸塩（ペルジピン®）持続静注を用いるとされています。なお、緊急に降圧が必要と考えられる場合は第二選択薬から用いて、妊婦に対してはACE阻害薬、アンギオテンシン受容体拮抗薬のいずれも使用しないことが勧められています。

血圧をどのレベルにまで低下させるかが重要で、過度な降圧は子宮胎盤循環障害を招き、特に胎児発育不全児においては、胎児機能不全を招きやすくなります。従って、胎児心拍数モニタリングを行いながら降圧を図ることが重要です。

重症の妊娠高血圧症候群に対する薬物療法として、子癇防止のための硫酸マグネシウムが選択されることもあります。

分娩時期

妊娠中の管理としては、妊娠高血圧症候群の増悪の徴候をつかむことと、胎児の状態を把握することが必要です。従って血圧測定、尿量測定、尿蛋白定量に加えて、定期的に血液検査（ヘモグロビン、ヘマトクリット、血小板数、腎機能、肝機能、凝固検査）を行うことが必要です。また、胎

児発育不全を伴う妊娠高血圧症候群妊婦の分娩前胎児監視は、妊娠中期より開始することが望ましいとされています。ノンストレステスト（non-stress test；NST）、バイオフィジカルプロファイルスコア（biophysical profile score；BPS）、modified BPSは週2回施行することが望ましいとされています。ただし妊娠32週未満の重症妊娠高血圧腎症では、連日NSTを施行することが望ましいとされています。

2週間ごとに胎児発育を計測して、発育の停止が認められれば分娩を考慮します。また、児頭大横径（biparietal diameter；BPD）や児頭周囲長（head circumference；HC）の発育が2週間以上停止している場合も分娩を考慮します。胎児発育不全がある場合は臍帯動脈ドプラ血流計測を行い、特に臍帯動脈の拡張期血流の途絶や逆流が認められた場合は胎児が低酸素、アシドーシスの状態に陥っている可能性があり、分娩を考慮します。

妊娠高血圧症候群の根本治療は妊娠の中絶しかなく、常に分娩の時期を考える必要があります。妊娠36週を超えて妊娠高血圧症候群が認められた場合は、基本的には分娩を行ったほうが母児の予後は改善すると考えられます。早産の時期の場合には児の未熟性と妊娠高血圧症候群の持つリスクをてんびんにかけることになりますが、胎児のwell-beingが損なわれている場合や母体に後遺症などのリスクを残しかねないほどに重症化した場合には分娩を選択することになります。

重症妊娠高血圧症候群では施設のNICUの対応能力にもよりますが、妊娠34週ごろまでの妊娠継続を目標とすることが多いようです。

分娩期の管理

重症妊娠高血圧症候群それ自体では帝王切開の適応になりませんが、妊娠中絶をすべきリスクが緊迫している場合は、早急に分娩を終了させるために選択的帝王切開分娩を行う場合があります。妊娠34週までに発症した重症妊娠高血圧腎症に対し経腟分娩を試みても、胎児適応によって約半数は帝王切開分娩が行われますが、逆に言えば半数は経腟分娩に成功することになります。選択的帝王切開を行っても母児合併症の軽減がみられないことから、産科的適応がない場合は重症妊娠高血圧腎症だけでは帝王切開の適応になりません。

血圧管理目標と降圧開始基準は妊娠中と変わりなく、陣痛間歇時には重症高血圧160/110mmHgを上回らないように管理できることが望ましいとされています。また、子宮収縮時には、子宮収縮間歇時に比し著明に血圧が上昇することがある点にも注意を払う必要があります。

降圧薬としてヒドララジン塩酸塩（アプレゾリン®）の静脈注射やニカルジピン塩酸塩（ペルジピン®）注の微量持続投与が考慮されます。急激な降圧によって子宮胎盤循環が阻害され、胎児機能不全を引き起こす可能性があるので、母体・胎児のモニタリングと適切な輸液管理も必要となります。輸液過剰にも注意する必要があります。さらに重症妊娠高血圧腎症の分娩に際しては、硫酸マグネシウムを陣痛誘発開始時から分娩後24時間まで持続的に静脈内投与することが重要です。また、分娩進行中に緊急帝王切開術に移行する可能性も高いので、緊急手術に備えて絶飲絶食にしておくことも選択肢となります。

産褥期の管理

妊娠高血圧症候群の分娩後は、ただちに症状が軽快するとは限らないので注意深い観察が必要です。一般に尿量測定が有用で、利尿が改善すると妊娠高血圧症候群は改善していくと考えられています。特に分娩後早期は、子癇、妊娠高血圧症候群の母体合併症（網膜剝離、肺水腫、高血圧性心不全、肝機能障害、肝梗塞、腎機能障害、腎不全、腸管運動障害、胸水貯留、高度腹水）や深部静脈血栓症・肺梗塞のリスクが高く、分娩直後から24時間は全身状態を慎重に観察するとともに硫酸マグネシウムの投与を考慮します。

分娩後の重症高血圧に対する降圧目標は、原則妊娠中と同一であり、軽症高血圧以下を管理目標とし、分娩直後の降圧薬は、妊娠中と同じくニカルジピン塩酸塩注射薬が調節性に優れています。

短期間の使用であればメチルドパ、ヒドララジン塩酸塩、ラベタロール塩酸塩、プロプラノロール塩酸塩、ニフェジピンの母乳栄養児への影響はほとんどなく、カルシウム拮抗薬も明らかな副作用はないとされています。ACE阻害薬、アンギオテンシン受容体拮抗薬、利尿薬は避けたほうがよいとされています。メチルドパは、母乳移行が少なく最も安全とされています。

退院指導

妊娠高血圧症候群を発症した褥婦はそのフォローアップを産褥1カ月で終了せず、産褥12週まで行うことが重要です。妊娠高血圧症候群は母体の長期予後に重篤な影響を与えるので、長期間の観察が必要であるとされ、中高年期には、高血圧、脳・心血管障害やメタボリックシンドローム、腎疾患などを発症しやすいとされ、内科などでの長期フォローも必要となることを説明します。

保健指導のポイント

妊娠高血圧症候群の早期発見にとって重要なことは、有効性が証明された予防法はないので、リスクのある方は定期健康診査を怠らないようにすることです。妊娠高血圧症候群の生活指導として「安静およびストレスを避ける」こととしています。栄養指導として適切な体重増加を図ることであり、極端な塩分制限は勧められません。基本的に薬物療法（降圧薬）の目的は脳出血などの母体合併症の防止にあると考えられています。妊娠高血圧症候群は母体の長期予後に重篤な影響を与えているので、内科などでの長期フォローも必要となることを説明しておくことも重要です。妊娠高血圧症候群は必ずしも繰り返すものではありませんが、再発リスクを減少させる因子として分娩後の体重コントロールが重要であるとされています。

||||引用・参考文献

1) 日本産科婦人科学会編. 産科婦人科学会用語集・用語解説集. 第3版, 東京, 日本産科婦人科学会, 2013.

■川崎医科大学産婦人科学1主任教授　下屋浩一郎

11 常位胎盤早期剥離

正常の胎盤と常位胎盤早期剥離

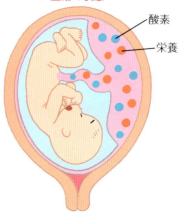

正常の状態
酸素
栄養

酸素や栄養が母体から胎盤、へその緒を介して胎児に供給されています。

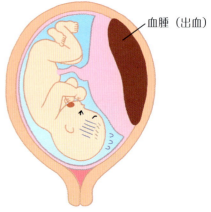

常位胎盤早期剥離
血腫（出血）

子宮の壁から胎盤が剥がれてしまい酸素や栄養の供給が止まってしまいます。

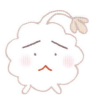

胎盤はそもそも、赤ちゃんにとってお腹の中での成長に必要な酸素や栄養分をお母さんから送ってもらうための臓器なので、胎盤が突然剥がれるとこの酸素や栄養分が途絶えてしまいます。
胎盤が子宮の壁から剥がれる面積が大きければ大きいほど、子宮と胎盤に挟まれた部分の出血が多くなり、お腹の中の赤ちゃんは苦しくなってしまいます。
最悪の場合、子宮内で赤ちゃんが亡くなることもあります。

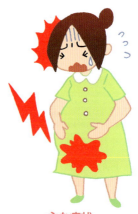

主な症状

・性器出血
・下腹部痛（子宮の痛み）
・胎動が少ない　　など

常位胎盤早期剝離ってなに？

　普通のお産は、赤ちゃんが生まれた後、しばらくすると胎盤が自然に剝がれること（後産）で終了しますが、この病気は妊娠中または分娩中に、赤ちゃんが生まれるよりも先に突然胎盤が剝がれてしまいます。

治療はどうするの？　赤ちゃんへの影響は？

　常位胎盤早期剝離が起こったときに胎盤が子宮から剝がれる面積は、部分的な剝離から完全な剝離までさまざまです。この剝離する面積が大きいと、胎盤を介してお母さんから供給されていた酸素などが部分的または完全に遮断されてしまいます。すると、子宮の中の赤ちゃんは低酸素状態になるので、赤ちゃんはお腹の中で危険な状態（仮死状態）になったり、お腹の中で亡くなることがあります。つまり、「常位胎盤早期剝離と診断したら、いかに早く赤ちゃんを子宮の外に出してあげるか」ということが産婦人科医にとって最大の課題となります。よって、治療は基本的に帝王切開を行うことになります。ただし、なかにはお産中で、赤ちゃんがすぐに生まれそうなタイミングで常位胎盤早期剝離が起こることもあります。その場合は、分娩補助器械（吸引分娩など）を使って赤ちゃんを早めに出すことがあります。

　赤ちゃんへの影響もさまざまです。上述したように、常位胎盤早期剝離と診断しても、残念ながらすでに赤ちゃんが亡くなっている場合があります。この場合は子宮収縮薬を使用した普通分娩（死産として扱われる）の場合や、同じように帝王切開になることがあります。

　常位胎盤早期剝離と診断し、赤ちゃんの心拍数が確認できれば帝王切開を行います。非常に元気なこともあれば、呼吸障害のあるときもあります。呼吸障害などがあれば、新生児集中治療室で厳重に管理を行います。

どんなことに気を付けて生活したらいいの？

　常位胎盤早期剝離は妊娠30週以降に起こりやすく、頻度は0.5〜1％程度といわれています。この病気の最初の症状として多いのが、性器出血、下腹部痛（子宮の痛み）、胎動が少ないなどの異常です。よって、妊娠後期にこのような症状があれば、かかりつけ医院へ連絡することが望ましいです。なお、高齢妊娠、妊娠中の喫煙、妊娠高血圧症候群、（妊娠）糖尿病、過去に常位胎盤早期剝離を経験した方などは胎盤早期剝離の危険性が高いといわれているので、当てはまる妊婦さんは、普段からこの病気に関心を持って過ごしたほうがよいでしょう。

病態生理

常位胎盤早期剝離（placental abruption）は、胎児娩出前に脱落膜と胎盤との間に出血が起こり、胎盤が子宮壁から部分的もしくは完全に剝離する疾患です。妊娠後期に発症することが多く、約半数は妊娠37週以前の発症とされています。本疾患は全妊婦の1％[1]、単胎妊娠の0.6％、双胎妊娠の1.2％に発症[2]するとされ、非常に重篤な経過をたどる可能性のある疾患です。出血による血腫が形成される過程で、脱落膜から胎盤が剝離します。出血が少量であれば剝離は部分的なものに限定されますが、万が一大量出血となった場合は完全に胎盤が剝離します。剝離した部分は母体血管からの血液ガスや栄養成分の交換・輸送が困難となり、胎児機能不全を発症し、気づかれぬまま放置されれば胎児死亡に至ります。

母体への影響

また、本疾患は母体への影響も大きいです。常位胎盤早期剝離で起こる出血の原因は基底脱落膜の母体血管由来であることが多く、基本的には母体の出血として考えなければなりません。当然胎盤の剝離面積が大きければ母体大量出血につながり、胎盤後血腫により血液凝固促進物質（組織トロンボプラスチンなど）が母体血中に流入し、外因系凝固経路を活性化することで消費性凝固障害を引き起こします。

つまり、血腫の増大により凝固因子が消費され播種性血管内凝固症候群（disseminated intravascular coagulation：DIC）を発症することになります。DICにより子宮内からの出血を止めることが困難となれば、救命目的に子宮全摘術が必要となります。常位胎盤早期剝離1,365例中、子宮摘出が0.5％に施行されたとする報告[3]があり、胎盤早期剝離後の弛緩出血には厳重な注意を払う必要があります。

胎盤早期剝離のリスク因子

なぜ常位胎盤早期剝離が発生するか、という病因・病態については現時点では不明です。しかし、リスク因子についてはある程度検討されており、それらは社会学的・行動学的因子と、母体・既往症因子に大別することができます。Tikkanenの報告[4]では、社会学的因子として35歳以上の高年齢、20歳未満、3回以上の分娩をリスク因子として挙げています。また、行動学的には喫煙、アルコール摂取、コカイン摂取があり、母体・既往症因子としては不妊症、高血圧、糖尿病、甲状腺機能低下症、貧血、子宮奇形、帝王切開の既往、流産の既往、妊娠高血圧症候群、常位胎盤早期剝離の既往などを挙げています。

本疾患は発症原因が不明であるため完全には予防できませんが、これらのリスク因子を有する妊婦には、妊娠後期にこのような疾患が発生する可能性について啓発することが早期発見につながる可能性があります。

診断

超音波検査

常位胎盤早期剝離は、胎児娩出前に脱落膜と胎盤が剝がれて出血を起こし血腫を形成する疾患であることはすでに述べました。しかし、発症のごく初期や、ある程度時間が経過した症例では、典型的な胎盤後血腫を認めるとは限りませ

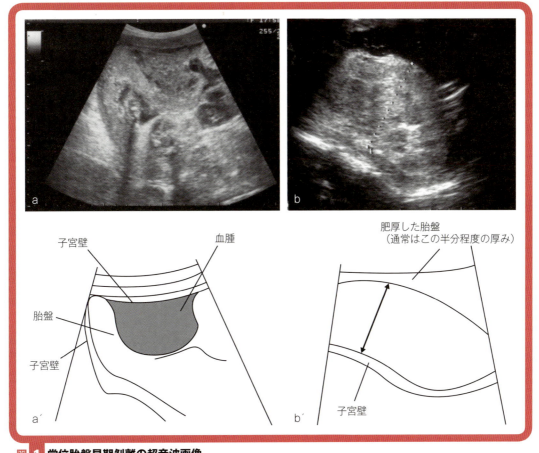

図1 常位胎盤早期剥離の超音波画像

a a´：胎盤後血腫。胎盤と子宮壁の間に血腫が形成されている。
b b´：胎盤の肥厚像。血腫が胎盤とほぼ同輝度の場合、厚い胎盤像として描出される。

ん。事実、筆者も常位胎盤早期剥離に典型的な性器出血、急激な下腹部痛、胎動の減少などの訴えを認めましたが、超音波検査上はまったく胎盤後血腫などの所見を得られなかったものの、症状が常位胎盤早期剥離特有のものであると診断し帝王切開を行ったところ、胎盤に広汎な血腫を認めた症例を何例か経験しています。

Glantzら[5]も超音波検査による胎盤早期剥離の診断は、感度24％、特異度96％、陽性的中率88％、陰性的中率53％であったとしており、血腫を認めればまず間違いなく胎盤早期剥離とはいえるものの、陰性的中率の低さは超音波検査を行っても、胎盤後血腫の半数は同定できないという検査の限界を感じさせるものです。よって、本疾患を診断するためには、他の診断ツールが必要となってきます。

胎児心拍数陣痛図（CTG）

その一つとして、胎児心拍数陣痛図（cardiotocogram；CTG）があります。CTGは本来分娩時の子宮収縮と胎児健常性の確認のための

検査機器ですが、常位胎盤早期剝離発症の際の診断にも有効です。胎盤の剝離により胎児低酸素血症を呈すれば、まず散発的な遅発一過性徐脈が出現し、その後症状が進行すれば連続的に遅発一過性徐脈が出現し、一過性頻脈の消失、基線細変動の減弱もしくは消失をきたすようになります。最終的には遷延一過性徐脈、高度の徐脈などが出現することとなり、これらのCTGでの異常波形が、胎盤後血腫を指摘できなくても、常位胎盤早期剝離が誘因となった胎児低酸素血症を強く疑う臨床所見となります。

また、常位胎盤早期剝離発症の際は、従来から子宮の過収縮による「板状硬」という名称があるように、まるで過強陣痛のような子宮収縮波形を描くことがあります。たとえ胎盤後血腫を同定できなくても、CTGの波形と子宮収縮から常位胎盤早期剝離を疑うことは可能であり、CTGを注意深く観察することも重要です。

しかし、実際の検討では、常位胎盤早期剝離の20％前後はCTGでも異常を認めないとする報告[6,7]もあり、剝離面積が小さい場合はCTGでも見逃される可能性があることに留意しなければいけません。常位胎盤早期剝離は、超音波検査、CTGなどから総合的に診断することが求められる疾患です。

高次産科医療施設への搬送

また、常位胎盤早期剝離の診断ができたらすべてが治療可能というわけではありません。実際、常位胎盤早期剝離が起こった場合、大量出血と胎児機能不全への対応から、母体のICU管理と新生児のNICU管理を要する症例が多く存在します。日本では分娩を取り扱う施設の50％が産科

一次施設であり、一次施設では当然、大量輸血療法やICU、NICU管理は困難です。よって、産科医は常位胎盤早期剝離と診断した場合、自施設での手術／新生児管理に耐えうるのかどうかを瞬時に判断しなければなりません。特に一次施設での発生例であれば、近隣の高次産科医療施設への搬送を行い、適切な周術期、新生児管理を依頼する必要があります。

実際、東京都周産期医療協議会報告における2010年4月からの1年間の常位胎盤早期剝離の検討[8]では、地域周産期母子医療センター内で発生した例に比べ、他施設から地域周産期母子医療センターへ搬送となった症例では、母体に関してはDICの頻度、輸血率、ICU入院率が有意に高く、児に関してはApgarスコアがより低値であること、NICU入院率が高率であること、胎児・新生児死亡が有意に多いという結果でした。ここから推測されるのは、一次施設で発症した場合、搬送に必要な時間が母児の予後に影響するということであり、診断後は可及的かつ速やかな搬送と治療が重要です。

治療

診断後の治療に関しては、そのほとんどが周術期管理と出血、DIC対策に集約されます。胎盤の剝離により急激に子宮内に大量出血をきたすと凝固因子が消費され、短時間にDIC症状を呈することがあります。

常位胎盤早期剝離に合併するような急激なDICに関しては、内科領域で作成されたDIC基準とは別の産科DICスコア（表1）[9]が存在します。こ

表1 産科DICスコア （文献9より引用）

基礎疾患		点数	臨床症状		点数	検査所見		点数
早期剥離	児死亡	5	急性腎不全	無尿	4	FDP	10μg/dL以上	1
	児生存	4		乏尿	3	血小板	10万/mm³以下	1
羊水塞栓	急性肺性心	4	急性呼吸不全	人工換気	4	フィブリノゲン	150mg/dL以下	1
	人工換気	3		酸素療法	1	PT	15秒以上	1
	補助換気	2	臓器症状	心臓	4	出血時間	5分以上	1
	酸素療法	1		肝臓	4	その他の検査異常		1
DIC型出血	低凝固	4		脳	4			
	出血量2L以上	3		消化器	4			
	出血量1～2L	1	出血傾向		4			
子癇発作		4	ショック	頻脈：100以上	1			
その他の基礎疾患		1		低血圧：90以下	1			
				冷汗	1			
				蒼白	1			

注：基礎疾患については該当するものを一つだけ選ぶ。該当する項目の点数を加算し、8～12点ならDICに進展する可能性が高いと判断する。13点以上をDICと診断する。

の指標は、他科疾患に比べ症状の進行が早いため、検査結果のみではなく、基礎疾患と臨床所見を重視したものです。このスコアでは8点以上が産科DICですが、常位胎盤早期剥離は4点（児死亡があれば5点）であり、DICへの移行が危惧される疾患であることがわかります。

よって、胎盤早期剥離時の大量出血に関しては、検査所見によらずバイタルサインや出血傾向（非凝固性の血液の流出）などに留意し、DICを疑えば輸血療法をただちに開始する必要があります。常位胎盤早期剥離に代表される産科出血は大量の輸血療法が必要であり、新鮮凍結血漿（flozen fresh plasma；FFP）や濃厚赤血球（red cells concentrate；RCC）の補充、抗トロンビン作用を有するアンチトロンビン製剤、ガベキサートメシル酸塩、ナファモスタットメシル酸塩などを必要量投与すべきです。しかし、適切な輸血療法を行ってもなお子宮からの出血が改善しない例がみられます。このような場合は母体救命のための子宮摘出をためらってはなりません。

常位胎盤早期剥離の再発率は、報告症例数により差があるものの、4～22％[10～13]とされています。また過去2回が常位胎盤早期剥離であった場合、3回目における常位胎盤早期剥離の発症は24％にも達するとの報告[10]があります。よって、一度でも常位胎盤早期剥離の既往のある妊婦

は、妊娠中から総合周産期センターを有する病院での管理を行うことが望ましいといえます。

保健指導のポイント

　保健指導を行う場合、いつもと違う症状があるとき（不正性器出血、腹痛、胎動減少、子宮収縮）には、自宅で我慢して受診をためらうことがないような指導を行っていく必要があります。実際、脳性麻痺の原因分析を行う産科医療補償制度・再発防止委員会のホームページに「常位胎盤早期剝離ってなに？」というパンフレットが掲載され[14]、上記のような症状があれば、早めに分娩機関へ受診することを強調しています。これは、脳性麻痺の原因分析を行った79例中、常位胎盤早期剝離を認めた事例が20件（25％）存在し、そのうち自宅で変調をきたした事例が14件（70％）であったことが理由となっています。常位胎盤早期剝離は医療機関のみならず、妊産婦へも警鐘、啓発が必要な疾患です。

引用・参考文献

1) Oyelese, Y. et al. Placental abruption. Obstet. Gynecol. 108(4), 2006, 1005-16.

2) Ananth, CV. et al. Placental abruption among singleton and twin births in the United States : risk factor profiles. Am. J. Epidemiol. 153(8), 2001, 771-8.

3) Pariente, G. et al. Placental abruption : critical analysis of risk factors and perinatal outcomes. J. Matern. Fetal Neonatal Med. 24(5), 2011, 698-702.

4) Tikkanen, M. Placental abruption : epidemiology, risk factors and consequences. Acta. Obstet. Gynecol. Scand. 90(2), 2011, 140-9.

5) Glantz, C. et al. Clinical utility of sonography in the diagnosis and treatment of placental abruption. J. Ultrasound Med. 21(8), 2002, 837-40.

6) Usui, R. et al. Fetal heart rate pattern reflecting the severity of placental abruption. Arch. Gynecol. Obstet. 277(3), 2008, 249-53.

7) 村田晋ほか. 常位胎盤早期剝離症例における胎児心拍数波形の検討. 日本周産期・新生児医学会雑誌. 48 (1), 2012, 41-4.

8) 東京都福祉保健局ホームページ. 常位胎盤早期剝離症例に関する調査結果（速報）. http://www.fukushihoken.metro.tokyo.jp/iryo/kyuukyuu/syusankiiryo/syusanki_kyougikai/24kyougikai1.files/shiryou3-5.pdf

9) 真木正博ほか. 産科DICスコア. 産婦人科治療. 50. 1985, 119-24.

10) Rasmussen, S. et al. Occurrence of placental abruption in relatives. BJOG. 116(5), 2009, 693-9.

11) Tikkanen, M. et al. Prepregnancy risk factors for placental abruption. Acta. Obstet. Gynecol. Scand. 85(1), 2006, 40-4.

12) Pritchard, JA. et al. On reducing the frequency of severe abruptio placentae. Am. J. Obstet. Gynecol. 165(5 Pt 1), 1991, 1345-51.

13) Furuhashi, M. et al. Pregnancy following placental abruption. Arch. Gynecol. Obstet. 267(1), 2002, 11-3.

14) 産科医療補償制度・再発防止委員会ホームページ. 常位胎盤早期剝離ってなに？ http://www.sanka-hp.jcqhc.or.jp/pdf/abruptioplacentae.pdf

■川崎医科大学附属川崎病院産婦人科講師　村田　晋

12 前置胎盤

常位胎盤と前置胎盤

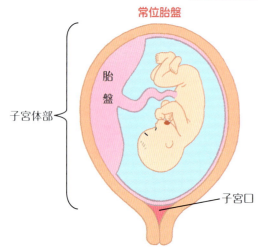

胎盤は子宮体部の上方にあります。

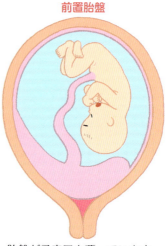

胎盤が子宮口を覆っています。

Placental migration

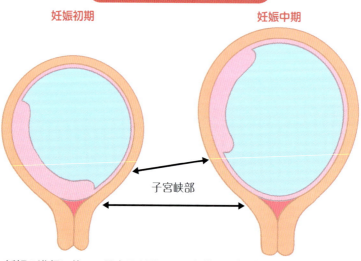

妊娠の進行に伴い、子宮口を覆っていた前置胎盤が子宮体部の上方に移動し、常位胎盤に変化することがあります。この現象をplacental migration（胎盤の相対的位置移動）といいます。

増崎英明．"前置胎盤"．画像で見る産科アトラス．大阪，メディカ出版，2012，92-4．を参考に作成

前置胎盤ってなに？

　前置胎盤とは、胎盤が正常より低い部位の子宮壁に付着し、子宮口を覆うか、その辺縁が子宮口にかかっている状態をいいます。産道が胎盤でふさがれている状態なので、分娩様式は帝王切開術が選択されます。発症頻度は、200分娩に1例程度です。子宮手術（帝王切開術、子宮筋腫核出術、子宮内膜掻爬術など）の既往、多胎妊娠、多産、高齢、喫煙と関連があるとされています。妊娠の進行に伴い、前置胎盤が常位胎盤に変化することがあります（placental migration）。

診断はどうするの？

　妊娠中期（妊娠20週ごろ）の経腟超音波検査で前置胎盤を疑い、妊娠31週末までに診断を確定します。

どんな症状がみられるの？

　初期症状として、突然の少量の性器出血（警告出血）を認めることがあります。最初の出血は少量で自然に止血することがほとんどですが、繰り返し出血が起こり、妊娠後期になるほど出血量が多くなりやすいです。また分娩後も、胎盤剥離面からの出血を起こしやすいです。

母児への影響は？

　大量出血した場合には、母体は出血性ショックに陥る危険性があります。一方、母体の出血により胎児の状態も悪くなり、胎児死亡に至ることもあります。たとえ児が未成熟でも緊急帝王切開が必要なこともあり、児は早産や低出生体重児のリスクを伴います。また、帝王切開後に止血が困難な場合には、子宮摘出が必要なこともあります。

治療はどうするの？

　前置胎盤と診断されたら、妊娠中から大量出血に対する輸血（自己血あるいは同種血）の準備を行います。性器出血を認めない場合には、妊娠28～32週ごろから入院して、陣痛が発来する前（妊娠37週末まで）に予定帝王切開で分娩します。一方、性器出血を認める場合には、入院して、胎児が成熟するまでは、出血をコントロールして早産を予防します。しかし、大量出血や胎児機能不全を認めるときは、妊娠週数にかかわらず、緊急帝王切開術を行います。

病態

　前置胎盤とは、胎盤が正常より低い部位の子宮壁に付着し、内子宮口を覆うかその辺縁が同子宮口にかかっている状態をいいます[1]（図1）。胎盤が内子宮口を覆っている程度により、①全前置胎盤、②部分前置胎盤、および③辺縁前置胎盤に分類されます。発症頻度は200分娩に1例程度です。子宮手術（帝王切開術、子宮筋腫核出術、子宮内膜掻爬術など）の既往、多胎妊娠、多産、高齢、喫煙と関連があるとされています。妊娠の進行に伴い、子宮は増大するので、妊娠初期から中期にかけては、胎盤の相対的位置移動（placental migration）がみられ、前置胎盤が常位胎盤に変化することがあります[2]。

診断

　Placental migrationの可能性を考慮して、前置胎盤は妊娠中期の超音波検査で疑い、妊娠31週末までに経腟超音波検査で診断を確定します[3]。

　また、常位胎盤と比較して、前置胎盤では癒着胎盤の合併頻度が高くなります。特に、帝王切開術の既往がある例では、子宮下部の手術瘢痕部で脱落膜の欠損を生じるため、前置癒着胎盤になりやすいといわれています。MRI検査は、癒着胎盤の程度を評価するのに有用と思われます。しかし、超音波検査の方が簡便かつ繰り返し検査が可能なことから、現時点で超音波検査に勝るものではありません。

　また、私たちは、癒着胎盤の可能性が高い例には、帝王切開での児娩出後に術中超音波検査で脱

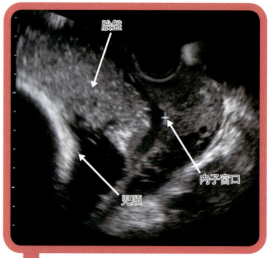

図1　前置胎盤（妊娠31週）

妊娠31週の経腟超音波所見。胎盤が内子宮口を覆っており、前置胎盤と診断された。

落膜の有無を評価しています[4]（図2）。

症状

　典型的な症状として、妊娠中期以降に反復する無痛性の性器出血（警告出血）を認めることがあります。出血は、子宮収縮の増加、子宮下部の伸展、子宮口の開大などにより、子宮と胎盤との間にズレが生じて血管が断裂するために起こります。最初の出血は少量で自然に止血することがほとんどですが、妊娠後期になるほど、子宮収縮の増加や頸管が成熟するため、出血量が多くなりやすいです。大量出血により、出血のコントロールが難しい場合には、妊娠週数にかかわらず、緊急帝王切開術が行われます。分娩後も、胎盤剥離面からの出血を起こしやすいので注意が必要です。

　大量出血した場合には、母体は出血性ショック、播種性血管内凝固症候群（disseminated

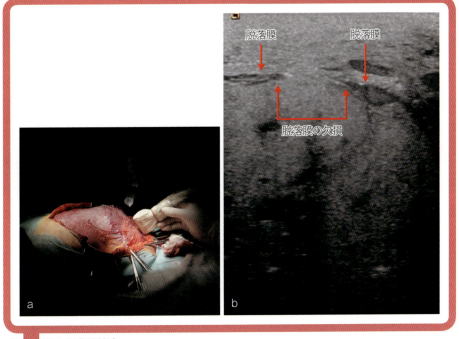

図2 術中超音波検査

a：術中超音波検査は、直接プローブを子宮に当てて行う。術前に施行する超音波検査と比べて、より詳細な子宮、脱落膜および胎盤の観察が可能になる。
b：術中超音波検査では、脱落膜がほぼ全面にわたり観察できたが、一部脱落膜が欠損している部位を認めた。本例は、前置癒着胎盤と診断された。

intravascular coagulation：DIC）などの危険性があります。また、止血困難な場合には、子宮摘出が必要なこともあります。児が未成熟でも緊急帝王切開が必要なこともあり、児は早産や低出生体重児のリスクを伴います。

妊娠・分娩管理

　前置胎盤と診断されたら、大量出血に対する輸血（自己血あるいは同種血）の準備を行います。私たちは、性器出血を認めない例は妊娠28〜32週ごろから入院管理として、切迫早産や貧血などを認めれば治療を行います。そして、手術予定日の4週間前から自己血貯血を行い、陣痛が発来する前（妊娠37週末まで）に予定帝王切開で分娩します[3]。

　一方、性器出血を認める例には、ただちに入院管理とし、静脈ルートを確保して緊急帝王切開術の術前検査を行います。そして、厳重な安静を図り、胎児が成熟するまでは、出血のコントロールと早産の予防に努めます。しかし、大量出血や胎児機能不全を認めるときは、妊娠週数にかかわらず、緊急帝王切開術を行います。

　前置胎盤で癒着胎盤を疑う例の管理では、麻酔科、手術室スタッフ、輸血部、放射線科、泌尿器科など、他科との連携が大切です。

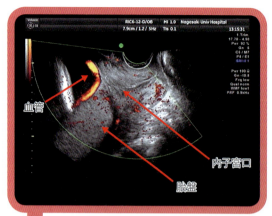

図3 前置胎盤（妊娠27週）

妊娠27週の経腟超音波像。胎盤は内子宮口を覆っており、前置胎盤の所見を認める。パワードプラ検査で、胎盤表面を走行し、子宮壁に沿って頭側へ走行する血管が認められた。

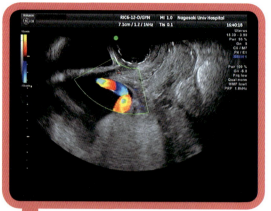

図4 低置胎盤と前置血管（妊娠31週）

図3と同一症例。妊娠31週の経腟超音波検査では、低置胎盤と診断された。胎盤上を走行していた血管は前置血管となっていることが確認された。

児娩出後の大量出血への対応

前置胎盤の分娩では、妊娠中から大量出血のリスクを評価して、出血時の対応を検討しておくことが大切です。児娩出後に大量出血を認め、子宮収縮薬などで胎盤剝離面からの止血が困難な場合には、バルーンタンポナーデや子宮動脈塞栓術、縫合圧迫法（B-Lynch術など）、大動脈クランプなどの止血操作を試みます。いかなる止血法でも止血困難な例には、子宮摘出を考慮します。

低置胎盤と前置血管

胎盤が正常より低い部位の子宮壁に付着していますが、胎盤辺縁が内子宮口を覆っていない状態を低置胎盤といいます[1]。前置胎盤を疑い、妊娠管理中にplacental migrationが認められ、最終的に低置胎盤と診断される例もあります（図3、4）。低置胎盤は、経腟分娩も可能ですが、前置胎盤と同様に、分娩時大量出血のリスクを伴います。妊娠36～37週時に胎盤辺縁が内子宮口から2cm以内の場合には帝王切開術も考慮されます。前回帝王切開による子宮切開創部に胎盤の付着を認める場合には、前置胎盤と同様に癒着胎盤の可能性に注意する必要があります。

また、低置胎盤と診断した場合は、前置血管の有無について検索することも重要です。カラードプラ検査で胎盤から内子宮口近辺を走行する臍帯血管を認めるとき、前置血管と診断します。前置血管では、分娩時の胎胞形成や破水などで臍帯血管が断裂すると、胎児貧血から胎児機能不全に陥り、胎児死亡につながります。従って、前置血管と診断された場合は、予定帝王切開術が選択されます。

第1章 産科合併症

保健指導のポイント

1. 前置胎盤は、妊娠中期以降の経腟超音波検査で疑い、妊娠31週末までに診断されます。

2. 分娩様式は帝王切開です。

3. 警告出血に続いて、大量出血の危険性があります。

4. 自己血貯血など、大量出血に備えた輸血の準備が必要です。

5. 大量出血では、児が未成熟でも緊急帝王切開を行うことがあります。

6. いかなる操作でも止血困難であれば、子宮摘出の可能性があります。

引用・参考文献

1) 日本産科婦人科学会編. 産科婦人科用語集・用語解説集. 改訂第3版. 東京, 日本産科婦人科学会, 2013.

2) 増崎英明. "前置胎盤". 画像で見る産科アトラス. 大阪, メディカ出版, 2012, 92-4.

3) 日本産科婦人科学会／日本産婦人科医会. "CQ304 前置胎盤の診断・管理は？". 産婦人科診療ガイドライン産科編2014. 東京, 日本産科婦人科学会, 2014, 143-9.

4) 吉田敦ほか. 帝王切開術中超音波. 周産期医学. 43 (6), 2013, 733-5.

■長崎大学医学部産科婦人科学教室准教授 **三浦清徳** 同准教授 **吉田 敦** 同教授 **増崎英明**

前置胎盤
12

13 癒着胎盤

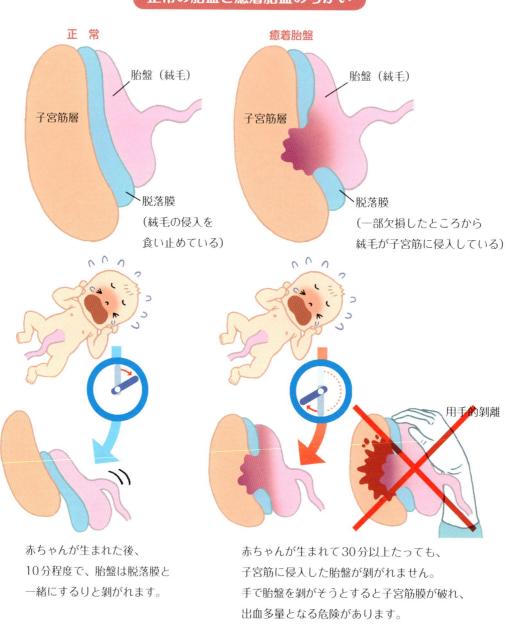

癒着胎盤ってなに？

　胎盤は、子宮腔内の脱落膜（子宮内膜：月経ごとに自然に剥がれる膜：母体由来）の上に存在する絨毛膜（受精卵由来）の一部が厚くなって形成されます。このとき、脱落膜は絨毛の侵入を適度に食い止めて筋層まで達しないように働いています。赤ちゃんの分娩後は、胎盤を載せた脱落膜が自然に剥がれ落ちることによって、胎盤が容易に剥離、娩出されるしくみとなっています。

　なんらかの原因によって脱落膜が欠損している場合、胎盤は、直接子宮筋層に侵入して癒着胎盤となります。妊娠子宮や胎盤には母体の多量の血液が循環しているため、胎盤のトラブルは母体の出血多量の原因となります。癒着胎盤もその一つです。侵入の程度が少ない（程度の軽い）癒着胎盤の分娩前診断は難しく、診断がついていない状態で胎盤の剥離処置を行うことで急激な多量出血を起こす原因になることがあります。

治療はどうするの？　赤ちゃんへの影響は？

　きわめてまれではありますが、癒着胎盤の程度がひどくて、妊娠中に子宮破裂を起こすようなことがない限りは赤ちゃんへの影響はほとんどありません。

　治療法は、そのときの出血の状態や、母体の状態、施設ごとに異なるので一概に決まった方法というものはありません。程度の小さい癒着胎盤では、胎盤を用手的に剥離して、自然止血することもありますが、ある程度以上の明らかな癒着胎盤（嵌入胎盤以上）では、用手剥離は癒着している部分の子宮筋が断裂することになるので、出血が持続することになります。その出血を止めるために緊急で子宮全摘を行ったり、子宮に入る動脈を詰める処置として子宮動脈塞栓術などが必要となります。出血が少ない場合、胎盤を残したままにして自然剥離することを待機したり、手術中の出血量をコントロールするために何日かしてから残った胎盤ごと子宮全摘するなどの方法も選択されることがありますが、重篤な感染のリスクなどもあり、症例ごとに、どの治療法を選択すべきかは熟考する必要があります。

どんなことに気を付けて生活したらいいの？

　癒着胎盤にならないようにするためとか、癒着胎盤の可能性があるからという理由で日常生活を変える必要はありません。ただし、前置胎盤に合併する癒着胎盤が疑われている場合は、前置胎盤の出血を引き起こさないようにするために、過度な運動は慎んだほうがよいでしょう。そのような手術は、なるべく緊急で行われないほうが安全に施行できます。

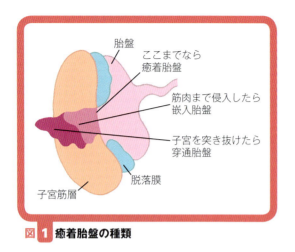

図1 癒着胎盤の種類

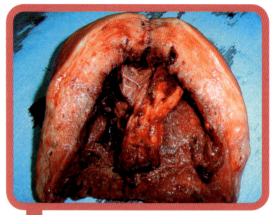

図2 癒着胎盤の摘出子宮（腟上部切断術）

子宮底に胎盤の一部が癒着していた。

病態生理

　胎盤は、子宮腔内の脱落膜（非妊時の母体の子宮内膜が変化したもの）の上の絨毛膜（受精卵の一部から形成されたもの）の一部が厚く成長することで作られます。このとき、脱落膜は絨毛（胎盤）の子宮筋層内への侵入を適度に食い止める働きをします。そして胎児の分娩後は、月経のときに内膜が剝がれ落ちるように脱落膜が剝がれ、その上に載っている胎盤が容易に剝離、娩出されるしくみとなっています。

　しかし、何らかの原因で脱落膜が欠損しているとき、胎盤は直接子宮筋層内に侵入して癒着胎盤となります。侵入の程度によって癒着胎盤（placenta accreta）、嵌入胎盤（placenta increta）、穿通胎盤（placenta percreta）に分類されます（図1）。穿通胎盤は、子宮の壁を突き抜けた状態なので、ほぼ、子宮破裂と同様な状態であると考えられます。

　妊娠子宮には母体の多量の血液が循環しているため、胎盤のトラブルは出血多量の原因となります。妊産婦死亡が胎盤異常に起因するものは約1割に達するといわれており[1]、癒着胎盤もその異常の一つです。頻度は2,500例に1例といわれていますが、穿通胎盤などの侵入程度の深い症例以外は、分娩前の診断が困難です。超音波検査がなかったころに比べ、前置胎盤などは、ずいぶん分娩前に認識して分娩管理を行うことができるようになりましたが、胎盤異常の分娩前診断はいまだ困難なのが現状です。

　よって、分娩前の診断がついておらず、児娩出後や帝王切開中に胎盤剝離徴候がないことによって初めて本症が疑われる場合も少なくありません。そのようなケースに胎盤の剝離処置を行うことによって急激な多量出血や播種性血管内凝固症候群（disseminated intravascular coagulation；DIC）の発症をきたすことが多いです。また、多量輸血が必要となったり、止血のために子宮全摘（図2）を余儀なくされる場合もあり、高次の医療施設での徹底した管理が必要なハイリスク疾患です。

　癒着胎盤は、内膜の一部が欠損した状態なの

で、初めての妊娠や正常な子宮体部に付着する胎盤には合併しにくく、多産婦や、頻回な人工妊娠中絶、子宮下部に胎盤のある前置胎盤や、帝王切開や子宮筋腫核出術などの子宮手術既往のある症例に発症しやすくなります[2]。前置胎盤症例における癒着胎盤の頻度は1回の既往帝王切開での24％に対し、3回以上の既往帝王切開では67％に上昇すると述べられています[3]。近年の帝王切開率の上昇から、癒着胎盤は今後増加する可能性があり、診断と管理の重要性も高まると思われます。

妊娠期の管理

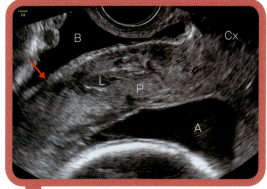

図3 前回帝王切開創部にかかる前置胎盤

胎盤（P）が子宮頸管上（Cx）にかかっており、全前置胎盤である。子宮前壁にまで胎盤が付着しており、膀胱（B）との間にある前回帝王切開創部（➡）の上にも胎盤が存在する。その周囲の子宮筋層は菲薄化しており、不整で胎盤との境界が不明瞭である。絨毛間腔が拡大した虫食い様に描出されるplacental lacunae（L）も観察される。このような症例では癒着胎盤の可能性が高いと考えられる。A：羊水腔。

　癒着胎盤の画像診断に関する報告は国内外に多数存在しますが、いずれも決定的な診断基準を示すものではありません。特に、前置胎盤や子宮手術の既往のない症例に合併した癒着胎盤を予測できることは極めて少なく、分娩前に癒着胎盤が疑われるのは、前置胎盤例や子宮手術の既往例がほとんどです。

　前置癒着胎盤の帝王切開では、多量出血に対処するため多くのマンパワーが必要であり、予定帝王切開での手術が望ましいです。帝王切開に次いで行われる子宮全摘時の出血量は、計画的に行われた場合のほうが、緊急で行われたときに比べ有意に少ないことが報告されています[4]。癒着胎盤を合併するリスクが高い前置胎盤症例や既往子宮手術のある症例での、妊娠中の適切な管理と、分娩前の癒着胎盤の可能性の評価、手術時の出血の予測、準備がその鍵となります。

　癒着胎盤を疑う超音波画像所見（図3）として、胎盤が子宮筋層内に入っているために起きる子宮筋層の菲薄化、脱落膜領域が欠損していることを示す胎盤後方のclear zoneの欠如、胎盤の筋層圧排による膀胱側への胎盤突出像、癒着胎盤による血流増加やうっ滞のための膀胱子宮間組織の血流増加、胎盤実質の不整なplacental lacunae像などが報告されています[5〜8]。しかし、これらは癒着胎盤に決定的な所見ではないことを認識すべきです。

　MRI検査においても、超音波検査と同様の癒着胎盤を疑う所見を描出できる場合がありますが、診断精度は後壁付着で超音波検査では描出しづらい場合を除いて、超音波と変わらないという報告もあり[5,6]、簡便性などを考慮すれば、超音波での診断でも十分かもしれません。

　前回帝王切開創部や子宮筋腫核出部の胎盤付着所見や、その部位におけるclear zoneの欠如所見

は比較的癒着胎盤が強く疑われる所見です[9]。前回帝王切開創部上に付着する胎盤では、その3割に癒着胎盤があると報告されています[8]。

既存の画像所見のみでは、癒着胎盤の診断精度は必ずしも高いとはいえませんが、妊娠中に詳細な超音波検査を行うことは重要です。予測因子や超音波所見を過信することなく、前置胎盤や既往手術などのハイリスク例には適切な管理および手術への準備がなされるべきです。

分娩期の管理

癒着胎盤の手術は、出血のコントロールが難しく、昨今においても母体死亡の原因となることもあります。しかしながら、前述のように、その分娩前診断は極めて困難であり、分娩中の迅速な判断と処置がポイントとなります。分娩を取り扱う施設では、癒着胎盤を合併した症例に遭遇する可能性を念頭に置いて、対処についてもシミュレーションしておくべきです。

経腟分娩時の癒着胎盤の対応

自然な胎盤娩出が起きないとき、癒着胎盤の可能性が疑われます。経産婦や子宮手術既往のある症例ではその可能性が高いと認識すべきです。裂傷や、胎盤の一部が剥がれて出血がある場合は、輸液や輸血、手術の準備などを速やかに行うべきです。子宮収縮薬は、大きい胎盤などでは嵌頓を起こすこともあり使用には注意を要します。一般的に分娩後は子宮収縮があり筋層が厚くなっているため、よほど子宮破裂でも起こしている場合でない限り、癒着胎盤の有無を超音波検査などの画像で診断することは難しいです。

このような胎盤が娩出されないケースに対して、胎盤用手剥離が試みられますが、本当に癒着胎盤があった場合は、その手技の後から止血困難となる可能性を考え、万全の準備のうえで行われなければなりません。当院では、胎盤が娩出されない場合、癒着胎盤が本当にあるのであれば、待機しても剥がれる可能性は低いこと、待機によって感染のリスクが上がることを考慮し、速やかに胎盤用手剥離ができる環境を整え、用手剥離を施行します。十分な補液と輸血の準備、子宮全摘の可能性を踏まえた胎盤用手剥離と子宮全摘に関するインフォームド・コンセントを行い、出血のコントロール不良に備えて、輸血、マンパワーの準備をし、手術室で麻酔をかけたうえで、超音波ガイド下に胎盤用手剥離を行うことにしています。

帝王切開時の癒着胎盤の対応

前回の帝王切開創部上に胎盤がある場合や、画像診断上、癒着胎盤が明らかな症例においては、さらなる事前準備が重要です。膀胱への穿通が疑われる場合は、事前に膀胱鏡などで確認をしたり、手術前に尿管ステントを挿入することも考慮します。

前置癒着胎盤が明らかな症例では、帝王切開の創部は胎盤から十分に離れた場所を選択して児を娩出し、絶対に胎盤を剥がさないように子宮全摘を行います。子宮全摘時の出血量の軽減のために、児娩出後は胎盤には手を付けずに閉創し、5～7日後に二期的に手術をする方法や[10, 11]、癒着している膀胱壁ごと子宮摘出し、膀胱再建を行う方法なども報告されています[12]。

一方、帝王切開時に癒着胎盤が明らかになることも少なくありません。子宮漿膜から暗赤色の胎

盤が透見できるような侵入胎盤が明らかな症例では、胎盤剥離を行わずに子宮全摘に移行します。しかし、胎盤全面が癒着しているケースはまれであり、多くはその一部に癒着胎盤が存在します。そのため、癒着胎盤に気づかず、胎盤を剥離してしまう場合があります。そのようなときは、子宮収縮薬を投与して収縮を促し、出血点があればただちに縫合止血します。癒着部位が少なく、止血処置によって出血のコントロールが良好であれば、子宮を温存することができる場合もあります。

　それらの対処によっても、剥離面からの出血が止まらない場合は、圧迫縫合法（vertical compression suture や double vertical compression suture、B-Lynch 法など）が、程度の強い弛緩出血に対して有効な止血方法として報告されています[13～16]。これらの方法は、子宮前後壁を合わせて縫合し、圧迫することで止血を図るものですが、簡便に速やかにできる手技で、子宮全摘の前に試みられてよい方法です。それでも止血困難な場合は速やかに子宮全摘を行います。子宮温存の希望が強く、癒着部位を楔状切除した症例の経験もありますが[17]、一概に治療方針を決めるのは難しく、最終的には手術室での判断にすべてが委ねられます。

　このため、前置胎盤を含め、癒着胎盤のリスクのあるすべての症例に対しては、事前にその可能性を説明し、子宮全摘の承諾を得ておく必要があります。さらに、それぞれの治療法のメリットとデメリットを熟考しておく必要があります。胎盤のすべてまたは一部を残して胎盤の自然剥離を期待したり、二期的手術をすべく子宮温存した場合、術後再出血や感染のリスクがあることを認識すべきです。子宮全摘以外で子宮からの出血を止める方法として、子宮動脈塞栓術も考慮します。

産褥期の管理

　子宮内操作などが加わっているため、再出血や感染徴候に注意した観察を行い、外陰、腟の清浄を保ちます。子宮全摘を余儀なくされた場合は、その褥婦への精神的配慮も重要です。

退院指導

　子宮を温存できた場合、癒着胎盤が発生した素地があったこと、今回の分娩の癒着胎盤に対する治療の影響で、次回妊娠時にはさらに癒着胎盤のリスクが上がることを説明しておく必要があります。それ以上の挙児希望がない場合は、避妊法の指導も重要です。

　一方、子宮全摘が行われた場合は、月経はなくなりますが、卵巣が温存されている場合は性周期があること、卵巣の検診が必要であることを説明します。子宮全摘でも腟上部切断術の場合は、頸癌の検診も必要であることを付け加えます。

保健指導のポイント

　癒着胎盤は、分娩前に診断することが困難な異常です。児の娩出後に胎盤が娩出しないことで初めて疑われるケースもまれではありません。

　癒着胎盤が疑われた場合で、出血のコントロールがついているのであれば、慌てて手を付けて出血を引き起こさせるのではなく、冷静にその人に適合する各種治療法のメリットやデメリットを考慮し、対処法を戦略的に練る必要があります。本当に癒着胎盤が存在する場合、子宮全摘を免れたとしても、次の妊孕性に影響があったり、次回妊娠においても癒着胎盤を合併する可能性が高くなります。

　これらのことを踏まえたうえで、出ない胎盤にどう対処するかを、医療スタッフ、本人、家族で十分なディスカッションを行い、方針を決めていく必要があります。

引用・参考文献

1) Crane, JM. et al. Neonatal outcomes with placenta previa. Obstet. Gynecol. 93(4), 1999, 541-4.

2) Wu, S. et al. Abnormal placentation : twenty-year analysis. Am. J. Obstet. Gynecol. 192(5), 2005, 1458-61.

3) Clark, SL. et al. Placenta previa/accreta and prior cesarean section. Obstet. Gynecol. 66(1), 1985, 89-92.

4) Briery, CM. et al. Planned vs emergent cesarean hysterectomy. Am. J. Obstet. Gynecol. 197(2), 2007, 154, e1-5.

5) Oyelese, Y. et al. Placenta previa, placenta accreta, and vasa previa. Obstet. Gynecol. 107(4), 2006, 927-41.

6) Comstock, CH. Antenatal diagnosis of placenta accreta : a review. Ultrasound Obstet. Gynecol. 26(1), 2005, 89-96.

7) Comstock, CH. et al. Sonographic detection of placenta accreta in the second and third trimesters of pregnancy. Am. J. Obstet. Gynecol. 190(4), 2004, 1135-40.

8) Miller, DA. et al. Clinical risk factors for placenta previa-placenta accreta. Am. J. Obstet. Gynecol. 177(1), 1997, 210-4.

9) Hasegawa, J. et al. Predisposing factors for massive hemorrhage during cesarean section in patients with placenta previa. Ultrasound Obstet. Gynecol. 34(1), 2009, 80-4.

10) 炭竈誠二ほか. 各施設における臨床経験と前置癒着胎盤の取り扱い：名古屋大学の取り扱い（2007年度）. 産婦人科の実際. 57（6）, 2008, 905-13.

11) 福島明宗ほか. 各施設における臨床経験と前置癒着胎盤の取り扱い：岩手医科大学における1期的手術法と2期的手術法の試み. 前掲書10. 931-8.

12) 松原茂樹ほか. 各施設における臨床経験と前置癒着胎盤の取り扱い：自治医科大学における取り扱い. 前掲書10. 945-52.

13) Allam, MS. et al. The B-Lynch and other uterine compression suture techniques. Int. J. Gynaecol Obstet. 89(3), 2005, 236-41.

14) B-Lynch, C. et al. The B-Lynch surgical technique for the control of massive postpartum haemorrhage : an alternative to hysterectomy? Five cases reported. Br. J. Obstet. Gynaecol. 104(3), 1997, 372-5.

15) Makino, S. et al. Double vertical compression sutures : A novel conservative approach to managing post-partum haemorrhage due to placenta praevia and atonic bleeding. Aust. N. Z. J. Obstet. Gynaecol. 52(3), 2012, 290-2.

16) Hwu, YM. et al. Parallel vertical compression sutures : a technique to control bleeding from placenta praevia or accreta during caesarean section. BJOG. 112(10), 2005, 1420-3.

17) 徳中真由美ほか. 古典的帝王切開創部癒着胎盤の1症例：超音波画像所見の検討. 超音波医学. 37（1）, 2010, 31-5.

■昭和大学医学部産婦人科学講座講師　長谷川潤一　同教授　関沢明彦

memo

14 胎位異常（骨盤位）

赤ちゃんの胎位

頭位（正常）

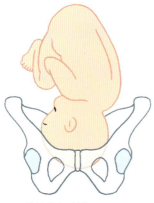

お母さん産道に
赤ちゃんの頭が
向いている状態です。

主な骨盤位（胎位異常）

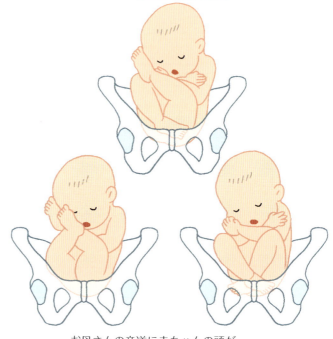

お母さんの産道に赤ちゃんの頭が
向いていない状態（非頭位）です。
非頭位のうちのほとんどが骨盤位です。

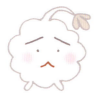

胎位異常の場合、
経腟分娩のリスクアップ ↗

↓

多くの場合で帝王切開分娩となります

胎位異常ってなに？

　胎位とは、お母さんの体の向きに対する赤ちゃんの体の向きのことです。お母さんの産道に赤ちゃんの頭が向いている場合を「頭位」、そうでない場合は「非頭位」とよび、「非頭位」のうちのほとんどが「骨盤位」とよばれる状態です。非頭位の経腟分娩は頭位よりもリスクが高くなることから胎位異常ともよばれ、多くの場合に帝王切開分娩が選択されます。

治療はどうするの？　赤ちゃんへの影響は？

　胎位異常がある妊娠では胎位異常がない妊娠に比べて、羊水量の異常、胎盤位置異常、骨盤内腫瘤、子宮奇形、胎児疾患などの頻度が高いことが知られています。胎位異常を認めた場合はこうした事象の有無をチェックすることも大切です。

　骨盤位の正期産では経腟分娩を行うと帝王切開分娩を行った場合に比べて、赤ちゃんに生じる合併症の頻度が高いことが示されています。したがって、骨盤位では原則として陣痛が来る前に帝王切開分娩を選択する病院が多くなっています。

　胎位異常を解消する試みの一つに外回転術があります。外回転術に関する複数の研究を対象にした検討では、分娩予定日に近い時期に外回転術を行うことで胎位異常の分娩や帝王切開分娩の頻度を減少させることができると結論されています[1]。ただし副作用については十分なデータがなく、日本産科婦人科学会／日本産婦人科医会の『産婦人科診療ガイドライン』[2]においては、緊急帝王切開が可能であることや児が成熟していることなど、安全面に関するいくつかの条件を満たした場合に施行可能であるとしています。

　胎位異常に対する鍼灸療法や逆子体操の効果や副作用については科学的なデータが十分ではなく、現時点では推奨されるべきかどうかは明らかではありません。

どんなことに気を付けて生活したらいいの？

　おしりや足などが産道に向いた赤ちゃんの状態を「胎位異常」とよびます。胎位異常は経腟分娩よりも帝王切開分娩のほうが赤ちゃんのトラブルが少ないことから、分娩予定日が近づいても治らない場合は帝王切開分娩の準備が必要とされています。

　お母さんの日常生活の過ごし方によって胎位異常が起きたり治ったりするとは考えにくいので、特に気を付けることはありません。ただし、陣痛や破水が起きた場合はすぐに病院に相談するようにしましょう。

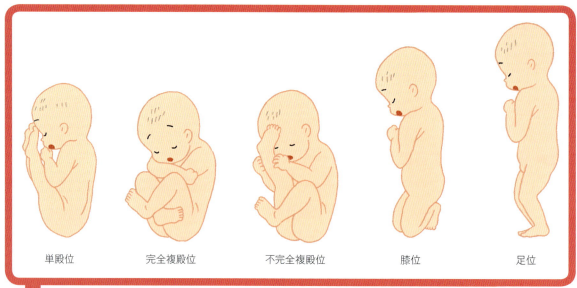

単殿位　完全複殿位　不完全複殿位　膝位　足位

図1 骨盤位の分類

病態生理

胎位とは胎児の長軸と母体の長軸との関係で定義され、2つの長軸の向きが一致するものを縦位、直交する場合を横位、斜めに交わる場合を斜位とよびます。縦位は99％以上を占め、このうち児頭が母体の骨盤に向かうものを頭位、児の骨盤端が母体の骨盤に向かうものを骨盤位とよびます。妊娠末期の胎位は95％以上が頭位であり、胎位異常のほとんどは骨盤位です。骨盤位はさらに児の股関節や膝関節の屈曲や伸展によって「単殿位」「複殿位」「膝位」「足位」に分類されます（図1）。

骨盤位の頻度は妊娠週数の進行とともに低下し、統計によると26週で約30％、34週で約10％、37週以降で4％未満であるとの報告[3]があります。このような胎位異常の自然解消は、胎児の殿部の発育が空間的な広がりの大きな子宮底側を指向するようになることが一因であると考えられています。これを裏付けるように、子宮内の空間的な広がりが通常と異なる羊水量の異常や多胎・子宮奇形などの妊娠例では胎位異常の頻度が高いことが報告されています[3]。また妊娠末期に起こるべき児頭の骨盤固定が起こりにくい前置胎盤、骨盤内腫瘍、胎児水頭症なども胎位異常に関連しやすいことが知られています。

正期産における単胎骨盤位の分娩様式

正期産における単胎骨盤位の分娩様式については、経腟分娩試行群と選択的帝王切開分娩群のランダム化比較試験が行われています[4]。これによると母体合併症の頻度に差は認めませんが、新生児の死亡率、重篤な合併症の頻度などは経腟分娩試行群で有意に高いことが示されました。ただし骨盤位経腟分娩の適応をより厳格化して行った研究では、経腟分娩試行群と選択的帝王切開分娩群で新生児予後に差は認めないとの複数の報告[5,6]

第1章 産科合併症

も存在します。

早産期における単胎骨盤位の分娩様式

早産期における単胎骨盤位の分娩様式については十分なデータがありません。32週以降では選択的帝王切開群のほうで児の生存率が高いことが示唆されていますが、さらに早い週数では分娩様式が児の予後に与える影響が相対的に小さいと考えられ、選択的帝王切開が児の予後を改善するかどうかは不明です。

妊娠期・分娩期の管理

前述のとおり、胎位異常の背景には何らかの周産期事象が関連しやすいことが指摘されています。まずは羊水量の異常、胎盤位置異常、骨盤内腫瘤、子宮奇形、胎児疾患などがないことを確認しましょう。

骨盤位の分娩様式

骨盤位に推奨される分娩様式は一律ではありません。日本産科婦人科学会／日本産婦人科医会の『産婦人科診療ガイドライン』[2]には「膝位、足位、低出生体重児、早産、児頭骨盤不均衡のいずれかまたはそれを疑わせる場合には帝王切開を行う」と記載されており、「他に異常のない単殿位または複殿位」については条件付きで経腟分娩可能であることが示されています。その条件とは、要約すると「骨盤位経腟分娩に習熟した医療スタッフが常駐しており、分娩様式によるリスクとベネフィットについて十分なインフォームド・コンセントが得られていること」となっています。

骨盤位経腟分娩の管理においても、通常の頭位経腟分娩と同様に胎児心拍数陣痛図や内診所見による評価、新生児蘇生の準備などが基本です。陣痛誘発や計画分娩によって児の予後が改善するというデータは示されていませんが、施設によっては意義があるかもしれません。

頭位経腟分娩と異なる点は、破水した場合に臍帯脱出がないことを特に確認すべき必要があることです。臍帯脱出を防ぐためにメトロイリーゼやコルポイリーゼを用いる方法もあります。骨盤位経腟分娩は、始めから終わりまですべての過程で介入を要する場合から、ほとんど介入を要さずに完遂する場合までさまざまです。

代表的な骨盤位娩出法には**表1**のものがあります。

胎位異常の解消を試みる方法

骨盤位に対する選択的帝王切開分娩は児の死亡率や罹病率を低下させることが明らかにされましたが、その後の検討で母体合併症の頻度を高めるとのデータも示されました[7]。胎位異常の解消を試みる方法には外回転術、逆子体操、鍼灸療法などが知られています。

外回転術

このうち外回転術については、37週以降に行うことで非頭位分娩と帝王切開分娩の頻度を下げることが示されています[1]。外回転術に伴う合併症として、緊急帝王切開術、常位胎盤早期剥離、子宮破裂、母児間輸血症候群、羊水塞栓などが報告されていますが、極めてまれであるとされています。『産婦人科診療ガイドライン』[2]には、「緊急帝王切開が可能」「帝王切開既往がない」「児が成熟している」との条件を満たす場合に外回転術を施行可能であると記載されています。

外回転の手技は母体の骨盤から児の殿部を挙上

胎位異常（骨盤位）

14

表1 代表的な骨盤位娩出法

①Veit-Smellie法（後続児頭の娩出）	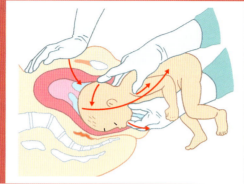	児の体幹がすべて娩出されたら、体幹を左手で支えて下顎を第2～3指で牽引して屈位とし、右手を背面から肩甲にかけて牽引する。後頭結節が恥骨弓下に達したところで牽引方向を上方に変えて児頭を娩出させる。恥骨上圧迫で児頭の娩出を補助してもよい。
②Bracht法（肩甲上肢および後続児頭の娩出）	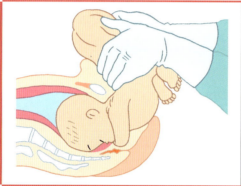	児が臍輪まで娩出されたら、児の体幹を把持して恥骨を支点として弧を描くように母体腹側に向かって回旋させる。
③横8字娩出法（肩甲上肢の娩出）	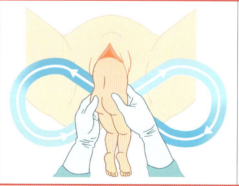	児の殿部を把持し、児背が母体腹側を向くように保ちながら大きく横向きの8の字を描くように牽引する。
④古典的上肢解出術	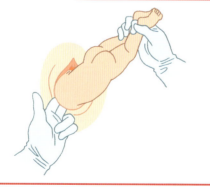	後在肩甲と後腟壁の間の隙間から児の肘関節に指をかけて上肢を解出し、児を180°回旋させて反対側も同様に上肢を解出する。

第 1 章 産科合併症

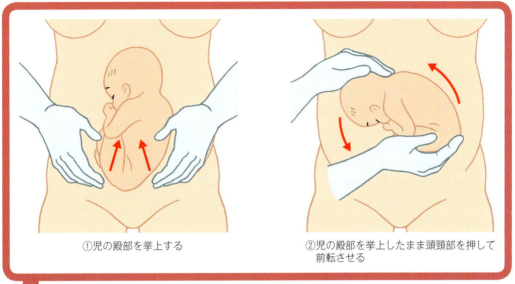

①児の殿部を挙上する　　②児の殿部を挙上したまま頭頸部を押して前転させる

図2 外回転術

し、児の頭頸部や背部を動かして前転させるように試みます（図2）。前転が成功しない場合は後転を試みる場合もあります。子宮収縮抑制薬の投与が外回転術の成功率を高めるとの報告[1]もあり、リトドリン塩酸塩などが選択されています。

■ 鍼灸療法・逆子体操

鍼灸療法や逆子体操については科学的なデータが十分ではなく、これまでのところ有効性や副作用についての一定の結論は得られていません[8]。

保健指導のポイント

まず胎位異常を指摘された時期に注目しましょう。分娩予定日が近づくにつれて胎位異常は自然解消されることが多いことを伝え、産婦を過剰に心配させない配慮をしましょう。一方で、妊娠34週以降は胎位異常の自然解消が起こりにくくなってくるため、帝王切開分娩の可能性があることや、その準備が必要であることを伝えましょう。

胎位異常に対する逆子体操や鍼灸療法の有効性や安全性については十分な科学的データがないことを説明しましょう。外回転術や骨盤位経腟分娩はそれぞれ緊急帝王切開が可能であることや、十分な技術を有するスタッフが常駐することなどの条件を満たすことが推奨されていることを説明しましょう。

陣痛や破水が起きた場合はすぐに病院に相談するように指示しましょう。

引用・参考文献

1) Hofmeyr, GJ. et al. External cephalic version for breech presentation at term. Cochrane Database Syst. Rev. 10, 2012, CD000083.

2) 日本産科婦人科学会／日本産婦人科医会. "CQ402 単胎骨盤位の取り扱いは？". 産婦人科診療ガイドライン産科編2014. 東京, 日本産科婦人科学会, 2014, 213-5.

3) Cunningham, FG. et al. Williams Obstetrics. 24th ed. New York, McGraw-Hill Professional, 2014.

4) Hannah, ME. et al. Planned caesarean section versus planned vaginal birth for breech presentation at term : a randomised multicentre trial. Term Breech Trial Collaborative Group. Lancet. 356(9239), 2000, 1375-83.

5) Alarab, M. et al. Singleton vaginal breech delivery at term : still a safe option. Obstet. Gynecol. 103(3), 2004, 407-12.

6) Goffinet, F. et al. ; PREMODA Study Group. Is planned vaginal delivery for breech presentation at term still an option? Results of an observational prospective survey in France and Belgium. Am. J. Obstet. Gynecol. 194(4), 2006, 1002-11.

7) Hofmeyr, GJ. et al. Planned caesarean section for term breech delivery. Cochrane Database Syst. Rev. (3), 2003, CD000166.

8) Coyle, ME. et al. Cephalic version by moxibustion for breech presentation. Cochrane Database Syst. Rev. 5, 2012, CD003928.

9) Hofmeyr, GJ. et al. Cephalic version by postural management for breech presentation. Cochrane Database Syst. Rev. 10, 2012, CD000051.

■ 九州大学病院総合周産期母子医療センター母性胎児部門 **村田将春**

15 前期破水

破水のしくみ

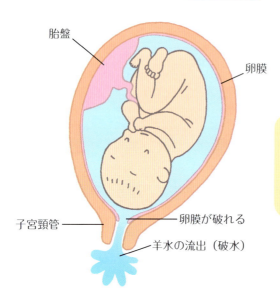

陣痛が起こる前に卵膜の一部が破れて破水した状態を前期破水といいます。

前期破水の注意事項

前期破水後は感染症に注意！

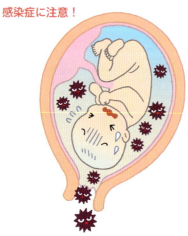

子宮内と腟が物理的につながり菌の道ができます。

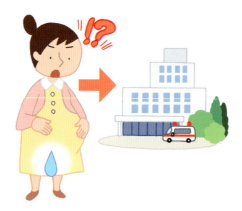

「何かが流れる感じ」がしたら医療機関を受診しましょう。

前期破水ってなに？

　前期破水とは陣痛が起こる前に、胎児と羊水を包んでいる卵膜の一部が破れることをいいます。自覚症状としては流出感、すなわち「何かが流れる感じ」がします。しかし、妊娠中に増加した帯下や尿漏れでも同様に流出感を感じる場合があるため、妊婦さん自身で前期破水を判別できない場合があります。破水の前後に腹部緊張感を伴うこともありますが、流出感以外の自覚症状を伴わない場合もあり、前期破水の正確な診断には医療機関の受診が必要です。前期破水の原因として関連が指摘されているものは、感染、外傷、羊水が多くなる母体・胎児の病気などさまざまですが、明らかな原因がなく破水する場合も多いです。

治療はどうするの？　赤ちゃんへの影響は？

　原則として入院したうえで、妊婦さんと赤ちゃんの状態が悪化しないかを観察します。前期破水が起こった場合に最も注意しなければいけないことは、破水に伴う感染症です。破水後は、本来無菌状態である子宮内と腟の間が物理的につながることになるため、子宮内感染が心配されます。強い感染が起こった場合には、母児ともに重篤な状態になる場合があります。

　妊娠37週以降に前期破水が起こった場合、多くの妊婦さんではおおむね1日以内に自然に陣痛が起きて分娩となり、大きな問題はありませんが、長期間にわたって自然に待機することは、母児の感染症の点からメリットが少ないため、分娩誘発が選択される場合もあります[1]。

　早産期、すなわち妊娠37週以前に前期破水が起きた場合には、妊娠週数により管理方針が異なります。早産期破水の場合には、早産に伴う赤ちゃんの未熟性に関連したトラブルが懸念されるため、可能な限り妊娠期間の延長を図ります。子宮収縮を認める場合には、子宮収縮抑制薬の投与を行ったり、妊娠34週未満の分娩が想定される場合には、出生後に赤ちゃんの肺が広がりやすいように、母体にステロイドを投与したりします。また、多くの場合には感染を治療・予防するために抗菌薬の投与が行われます。

どんなことに気を付けて生活したらいいの？

　前期破水のリスク因子として、過去の妊娠において早産や前期破水をしたことがあること、極端なやせ、喫煙などがあります。規則正しい生活をして、無理のない妊娠生活を心がけましょう。前期破水を完全に予知・予防することは難しいですが、頻回の腹部緊張感、帯下の増量・悪臭を自覚した場合には自分で判断せず、医療機関を受診しましょう。

病態生理

前期破水（premature rupture of the membranes；PROM）は陣痛発来前に胎児胎盤を包んでいる羊膜が破綻し、羊水が流出する状態です。妊娠37週以降の満期に生じた場合、多くは自然に有効陣痛が発来し分娩となります[1]。臨床上問題となるのは早産期前期破水（preterm PROM；PPROM）であり、PPROMは早産の原因の1/3を占めます。

PROMはさまざまな原因で起こりますが、原因不明な場合も多いです。特にPPROMの代表的なリスク因子として子宮内感染が挙げられ、その他PPROMや早産既往、妊娠第2三半期の性器出血や頸管長短縮、母体やせ、喫煙なども関連が指摘されています[2,3]（表1）[2]。

卵膜は組織学的に胎児に近いほうから単層の羊膜と単層構造の絨毛膜およびこの2つの膜間の結合組織から構成され、通常は強固な構造であり、自然破綻をきたすような組織ではありませんが、炎症性サイトカインなどの影響により組織学的脆弱化をきたします。これに子宮収縮などが複合的に関与し破水に至ると考えられています。

妊娠期の管理

PROM症例では母児の感染徴候、羊水量の減少に伴う臍帯圧迫、臍帯脱出、常位胎盤早期剝離などに留意して妊娠管理を行うことが重要です。PROMと診断された症例は、原則として入院管理とし、母体および胎児状態の悪化の有無について、理学所見、血液検査、超音波検査、胎児心拍

表1　PPROMのリスク因子（文献2より引用改変）

頻回の子宮収縮
細菌性腟症
母体やせ
早産・PPROM既往
子宮頸管長短縮
腟分泌物内がん胎児性フィブロネクチン陽性

数モニタリングなどを用いて総合的に評価します。PPROMでは頻回の指診が感染機会を増加させるため、必要最小限にとどめるべきです。臨床的絨毛膜羊膜炎の診断の目安を表2に示します[4]。

妊娠26週未満

臨床的絨毛膜羊膜炎が疑われる場合、早期娩出による児の未熟性によるリスクと、妊娠継続による感染の重症化のリスクは互いに相反するため、その管理については個別に対応します。

26週以降34週未満

臨床的絨毛膜羊膜炎徴候がなく、胎児well-beingが確認される場合には待機的管理を原則とします。アンピシリンナトリウムを主剤とした抗菌薬の長期投与についてはその効果は明らかではありませんが、1週間の母体投与は母児の感染リスク軽減に有効です。また、32週未満発症PPROMで1週間以内の分娩が予想される症例に対しては、新生児呼吸窮迫症候群（respiratory distress syndrome；RDS）および新生児頭蓋内出血を予防する目的で、母体コルチコステロイド投与が推奨されます。子宮収縮抑制薬の予防的投与は、妊娠期間延長効果、児の予後改善効果のいずれについても効果は明らかではありません。

第1章 産科合併症

表2 臨床的絨毛膜羊膜炎（文献4より引用改変）

①母体発熱（38.0℃以上）かつ、以下の項目中1項目以上認める場合
・母体頻脈（100回/分以上）
・子宮圧痛
・腟分泌物かつ/もしくは羊水の悪臭
・母体白血球数増加（15,000/mm^{3}以上）
②母体体温が38.0℃未満であっても、上記4項目をすべて認める場合

注：ただし、インフルエンザなど他の全身感染症が明らかでない場合

妊娠34週以降36週未満

Late pretermであるこの時期のPPROMでは、積極的分娩誘発管理が、待機的管理と比較し、臨床的絨毛膜羊膜炎のリスクが少なくなります。しかし、胎児肺成熟が十分でなく、RDSの懸念もあるため、新生児呼吸管理に懸念のある施設においては待機的管理も選択しえます。予防的子宮収縮抑制薬の投与、抗菌薬の投与、母体コルチコステロイド投与の効果は明らかではありません。

妊娠37週以降

未陣発症例では、自然陣痛発来待機と分娩誘発の2つが選択しえます。しかし、分娩誘発は待機した場合と比較して新生児合併症や母体合併症が増加しないこと、絨毛膜羊膜炎や産褥期母体発熱の発生率が減少することから、長期間にわたっての自然待機は推奨されません。

分娩期の管理

頭位のPROM症例において、胎児機能不全、常位胎盤早期剝離、臍帯脱出などの急迫した状態でなければ経腟分娩が選択しえます。分娩誘発時の子宮頸管拡張については、感染リスクを増加さ

せる可能性がありますが、その是非については結論が出ていません。しかし、機械的拡張により臍帯脱出を助長する可能性もあり、拡張材挿入後は母児の注意深い観察が望ましいとされます。少なくともルーチンの帝王切開は母体周術期合併症、次回妊娠に与える影響、胎児の予後を考慮しても慎重であるべきです。

産褥期の管理

PPROM症例では経腟分娩、帝王切開分娩のいずれにおいても感染症に留意した管理が重要です。産褥期感染症の自覚症状として、下腹部痛や悪寒を訴える場合が多く、検査所見として母体発熱や著明な白血球増加などを認めた場合には、速やかに抗菌薬の使用を考慮します。軽症の産褥期子宮内膜炎、付属器炎、子宮傍結合組織炎であれば、多くはアンピシリンナトリウムとゲンタマイシン硫酸塩の投与により短期間での治癒効果が期待できます。帝王切開後の産褥期感染症では、クリンダマイシンリン酸エステルを追加し、嫌気性菌もカバーした治療を考慮します[5]。

退院指導

分娩方法にかかわらず、退院後にも産褥期感染症に注意します。発熱、腹痛などの自覚症状がある場合には受診を促します。次回妊娠時のPPROMを予防する方法は明らかではありませんが、既往PPROMは次回妊娠時PPROMや早産のリスクとなります。そのため、次回妊娠時にはその他のリスク因子にも留意し、より注意深い妊娠管理を行うことが望まれます[2,6]。

保健指導のポイント

前期破水の多くは流出感を伴いますが、妊婦の自覚がなく長期間経過した後に受診する場合も多いです。このため、普段の妊婦健診から、帯下に違和感を感じるようであれば医療機関を受診するように指導します。

引用・参考文献

1) Hannah, ME. et al. Induction of labor compared with expectant management for prelabor rupture of the membranes at term. TERMPROM Study Group. N. Engl. J. Med. 334(16), 1996, 1005-10.

2) Mercer, BM. et al. The Preterm Prediction Study : prediction of preterm premature rupture of membranes through clinical findings and ancillary testing. The National Institute of Child Health and Human Development Maternal-Fetal Medicine Units Network. Am. J. Obstet. Gynecol. 183(3), 2000, 738-45.

3) Treadwell, MC. et al. Prognostic factors and complication rates for cervical cerclage : a review of 482 cases. Am. J. Obstet. Gynecol. 165(3), 1991, 555-8.

4) Lieberman, E. et al. Intrapartum maternal fever and neonatal outcome. Pediatrics. 105(1 Pt 1), 2000, 8-13.

5) French, LM. et al. Antibiotic regimens for endometritis after delivery. Cochrane Database Syst. Rev. 18(4), 2004, CD001067.

6) Bloom, SL. et al. Recurrence of preterm birth in singleton and twin pregnancies. Obstet. Gynecol. 98(3), 2001, 379-85.

■ 大阪府立母子保健総合医療センター産科医長　笹原　淳

16 過期妊娠

妊娠週数と早産・正規産・過期産

| 35 | 36 | 37 | 38 | 39 | 40 | 41 | 42 | 43 | 週数 |

早産 ／ 正規産 ／ 過期産

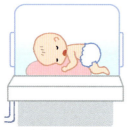
妊娠37週未満

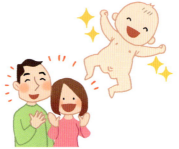
妊娠37週0日〜41週6日

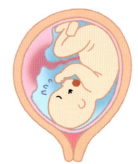
妊娠42週0日〜

過期妊娠の治療

胎児の心拍、羊水量、活動性を観察し、赤ちゃんが元気かどうかを評価します。

早めに分娩にしたほうがよい

①子宮の出口を分娩しやすくする（子宮頸管の熟化）
物理的に、もしくは薬剤を使用して子宮口を軟らかく広がりやすくします。

②子宮を収縮させる（子宮収縮薬）
陣痛が起きる際、自然に分泌され子宮を収縮させると考えられているホルモンを点滴で投与します。

このまま経過観察を行っても大丈夫

- 分娩が進行せず子宮収縮薬の効果が思うように出ないときや、母児になんらかの不具合があり経腟分娩が困難と判断される場合には帝王切開分娩となることがあります。
- 頸管の熟化や陣痛誘発の方法は施設ごとに基準がある場合が多く、その都度、担当医と相談して方法を決定します。

第1章 産科合併症

過期妊娠ってなに？

　分娩予定日から2週間経過しても分娩にならない場合を過期妊娠（かきにんしん）といいます。週数でいうと42週0日を超えると過期妊娠ということになります。

　分娩予定日は最終月経から計算する場合、およそ15％の妊婦さんでずれが生じるといわれています。特定できる場合は排卵日や受精日から計算したほうがずれは少ないといわれています。ずれを少なくするため、超音波検査を行い赤ちゃんの大きさを測定して分娩予定日を補正、修正することもあります。日本超音波医学会では胎児の大きさが14～41mm時（8～11週ごろ）での分娩予定日決定を推奨しています。一度確認してみましょう。

過期産の赤ちゃんの特徴は？

● **大きくなりすぎる**：赤ちゃんが産道（さんどう）を通りにくくなります。その結果、産道を傷つけてしまったり、産道を通ることが難しく帝王切開分娩となることもあります。

● **胎児腸管への影響**：過期産では羊水の量や質が正期産（せいきさん）に比べ変化します。その羊水を赤ちゃんが子宮内で吸引することで、出生後の呼吸障害の原因になることがあります。

● **胎盤の働きへの影響**：胎盤は酸素や栄養を胎児に運び、不要なものを排泄する大事な臓器ですが、過期産になるとその働きが悪くなることがあり胎児に影響します。

● **羊水が減ることによる影響**：胎児は子宮内で羊水に包まれ守られていますが、羊水が減ると外からの圧迫（陣痛など）の影響を強く受けます。臍帯が圧迫されると酸素や栄養の供給が減り胎児に悪影響を与えます。

どんなことに気を付けて生活したらいいの？

　妊娠が判明したらできるだけ早く産婦人科を受診し、正確な分娩週数を知るようにしましょう。過期妊娠の評価には妊娠のスタートを知ることがとても大事です。陣痛がいつ始まるか、過期妊娠になるかどうかは残念ながら予測できません。ですが、体調を整え気持ちの準備をすることはどのようなときにでも役立ちます。正期産が近づいたら、自身が赤ちゃんに会うまでリラックスして過ごすにはどうしたらよいか、考えてみましょう。

　初産婦さんや、経産婦さんでも前回分娩が過期妊娠となった場合、過期妊娠となりやすいことが報告されています。分娩場所の担当医や助産師さんと予定日を超過した後のことを想定して対応策を考えておくのも、心の準備ができてよいのではないでしょうか。

過期妊娠

16

過期妊娠とは

分娩予定日の定義は最終月経から換算し40週0日（280日）であり、37週0日〜41週6日までの分娩を正期産とし、42週0日を超える妊娠を過期妊娠、分娩を過期産といいます。

全妊娠における過期産の割合は、米国ではおよそ5〜6％といわれていますが、わが国では0.4％と少ないです。この理由として、日本は米国に比較して診療所レベルにまで超音波機器の普及が進んでいること、妊婦健診制度が整っており妊娠初期から産科医療施設を受診し、正確に分娩予定日が算出されていることが関係していると推察されます。さらに分娩予定日について治療方針決定に大きな位置づけがなされており、早期に介入された結果、過期妊娠は極めて少ないのではないかと考えられます。

分娩予定日決定と過期妊娠の診断

『産婦人科診療ガイドライン』[1]に記されているように、分娩予定日の決定は最終月経開始日、もしくは排卵日や受精日が特定できる場合にはそこから起算した日を分娩予定日として用いることとされています。臨床的には、さらに日本超音波医学会が推奨する8〜11週の時期に胎児の頭殿長（crown-rump length；CRL）から分娩予定日の確認がされており、誤差が7日以上となる場合はCRLからの予定日を採用し、分娩予定日が補正されています。

日本では多くの施設が上記の方法を採用し分娩予定日決定がされていると考えられ、妊婦健診未受診妊婦は例外として、ほぼすべての妊婦とその家族、医療者が分娩予定日をもとに妊娠中の計画を立てています。当然42週を超えれば過期妊娠となることを認識していることとなります。

過期妊娠の原因

過期妊娠の原因はわかっていません。初産婦であること、前回妊娠時過期産だったこと、妊婦自身が過期産であったことなどが関係しているといわれていますが、それら遺伝的な要因よりも不規則な月経や排卵遅延など個々の要因による影響が強く、過期妊娠の予測は困難です。

過期妊娠の母児へのリスク

児へのリスク

死産・早期新生児死亡のリスク（図1）[2]

死産や早期新生児死亡のリスクは過期妊娠で上昇するといわれています。しかし、正期産でのリスク（0.2〜0.3％）と過期産でのリスク（0.4〜0.7％）はいずれも低いです。

巨大児のリスク

過期妊娠では巨大児の可能性とそれに伴うリスクが高くなります。産道を通過することが難しくなり、遷延分娩や分娩外傷、肩甲難産のリスクが高くなります。

胎便吸引症候群

分娩予定日を超えると胎児の腸管の動きが活発となり、胎便が羊水に混じるようになります。児にストレスが加わると胎便の混じった羊水を児が深く吸引し、出生後に呼吸障害をきたすことがわ

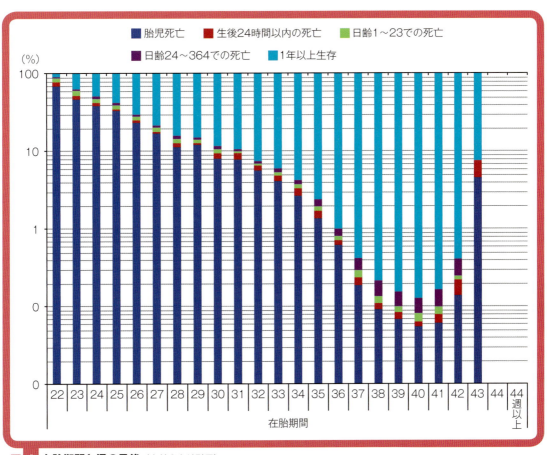

図1 在胎期間と児の予後（文献2より引用）

かっています。

Fetal dysmaturity

過熟症候群、Clifford症候群ともよばれます。胎盤機能不全に長期間さらされた児に起こることがあります。近年では細かく胎児機能評価が行われるようになり、まれです。

母体へのリスク

主に巨大児とそれに伴う難産によるもので、分娩・産道外傷（腟壁、会陰、肛門挙筋、直腸など）のリスクが高くなります。また、帝王切開分娩となることも多くなるため、帝王切開による母体への合併症（感染症、血栓塞栓症、他臓器損傷、輸血のリスク）を考慮する必要があります。

過期妊娠への対応

評価

母児の状態を評価し、妊娠を継続してよいか、分娩とすべきかがポイントとなります。米国産婦人科学会（American College of Obstetricians and Gynecologists；ACOG）は42週以降の児のモニタリングを推奨していますが、実際の臨床では41週過ぎから複数回の胎児モニタリングがなされています。

表1 Biophysical profile score

BPS	正常（2）	異常（0）
NST（accelerationが20分間に）	2回以上	1回以下
呼吸様運動（30秒以上が30分間に）	1回以上	0回
胎動（身体か四肢の動きが30分間に）	2回以上	1回以下
筋緊張（四肢・体幹の伸展・屈曲運動、または手の開閉が30分間に）	1回以上	0回
羊水量（羊水ポケット）	2cm以上	2cm未満

表2 Biophysical profile scoreの解釈

BPS			
	8～10	正常	・1週ごとに再検（8：羊水量が少なければ分娩）
	6	胎児機能不全の疑い	・成熟胎児であれば分娩 ・未熟胎児であれば24時間以内に再検し、6点以下であれば分娩 ・羊水量が少なければ分娩
	4	胎児機能不全を強く疑う	・分娩
	0～2	胎児機能不全の疑いはほぼ確実	・分娩

評価方法としては胎児心拍数陣痛図（cardiotocogram：CTG〔収縮がなければnon-stress test：NSTともいわれる〕）、超音波検査と児の活動性やCTGを併用したバイオフィジカルプロファイルスコア（biophysical profile score；BPS〔表1、表2〕）、BPSはやや煩雑で時間がかかるため羊水量（amniotic fluid index：AFI）とCTGを用いたmodified BPSがよく用いられます。また負荷テストとしてオキシトシンチャレンジテスト（oxytocin challenge test：OCT）も考慮されます。

妊娠継続が可能な場合

上記評価で妊娠継続が可能と判断される場合には、胎児機能評価を行いながら妊娠を継続させます。評価の間隔に明確なエビデンスはありません

が、2回／週程度が現実的でしょう。それ以上の評価が必要と判断される場合は入院管理、もしくは分娩を考慮してもよいと筆者は考えます。

妊娠継続が困難な場合

胎児機能評価で妊娠継続は困難、つまり分娩が必要と判断される場合には陣痛誘発を考慮します。子宮頸管熟化が良い場合には、41週以降は積極的に陣痛誘発を行うことを勧める報告[3]が多いです。わが国ではオキシトシンおよびプロスタグランジンF_{2a}の点滴、プロスタグランジンE_2内服が使用可能ですが、その使用方法は『産婦人科診療ガイドライン』[1]を遵守し慎重に行います。

頸管熟化が思わしくない場合には、明確なエビデンスは存在しませんが、ラミナリアやメトロイリンテルなどを用いた物理的な方法による頸管熟

化促進法が有効な症例は少なからず存在すると考えます。しかし、産科医療補償制度審査委員会の脳性麻痺報告例のなかには、少なからずメトロイリンテルを用いた症例があることから、その適応と使用方法は慎重に行われる必要があります。挿入時の連続的な胎児機能評価と急速遂娩に対応できることが必須条件です。

薬剤による陣痛誘発が有効でない場合、有効でも分娩停止となる場合や胎児機能不全が考慮される場合には帝王切開分娩を選択することとなります。

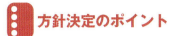

方針決定のポイント

過期妊娠への対応には分娩時期や誘発方法など、エビデンスでは語れない部分が多いです。過期妊娠に至る経過、分娩の進行状況、医療者と妊婦家族との関係性などが治療方針決定に大いに関わってきます。妊婦の分娩への満足感を母児の安全を担保しつついかに達成するか、産科医の力量が試されます。

保健指導のポイント

分娩予定日はあくまでも一つの目安です。早産でも過期産でも決してお母さんの責任ではないことをしっかりと伝え、どの時期であっても母児にとってできる限りよいお産にするにはどうしたらよいか、共に考える姿勢が必要でしょう。

引用・参考文献

1) 日本産科婦人科学会/日本産婦人科医会."CQ409 妊娠41週以降妊婦の取り扱いは？". 産婦人科診療ガイドライン産科編2014. 東京, 日本産科婦人科学会, 2014, 237-40.
2) 森臨太郎. 平成24年度厚生労働科学研究費補助金（成育疾患克服等次世代育成基盤研究事業）「母子保健に関する国際的動向及び情報発信に関する研究」分担研究報告書「人口動態統計からみた我が国における周産期医療の質」. 2012, 159-68.
3) ACOG Committee Opinion No 579 : Definition of term pregnancy. Obstet. Gynecol. 122(5), 2013, 1139-40.
4) 松原茂樹."過期妊娠". 周産期医学必修知識. 周産期医学41巻増刊. 東京, 東京医学社, 2011, 262-4.
5) ACOG Committee on Practice Bulletins-Obstetrics. ACOG Practice Bulletin. Clinical management guidelines for obstetricians-gynecologists. Number 55, September 2004 (replaces practice pattern number 6, October 1997). Management of Postterm Pregnancy. Obstet. Gynecol. 104(3), 2004, 639-46.
6) Rosen, MG. et al. Management of post-term pregnancy. N. Engl. J. Med. 326(24), 1992, 1628-9.

■高知医療センター産科医長　永井立平

17 既往帝王切開

帝王切開時の子宮切開方法

通常の切開方法

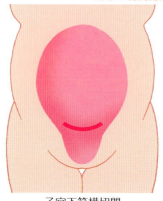

子宮体部を
筋肉の走行に沿って
切開する

子宮下節横切開

状況により選択される方法

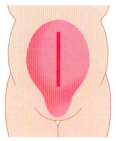 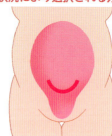 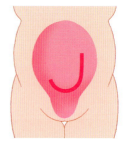

子宮体部縦切開　　子宮下部U字切開　　子宮下部J字切開

既往帝王切開後の分娩方法

TOLAC
既往帝王切開後の
経腟分娩

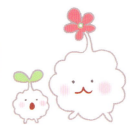

予定帝王切開

第1章　産科合併症

既往帝王切開ってなに？

　過去の分娩（前回とは限らない）において、帝王切開術で分娩を行った場合をいいます。その適応にはさまざまな理由がありますが、骨盤位（逆子）に代表されるような、経腟分娩では母児ともに問題が起きる可能性がある状況下で選択されるものです。赤ちゃんが苦しかったり、極度の未熟児だったり、分娩が止まってしまったりして、経腟分娩が不可能となってしまったものや、緊急の分娩を要する場合もあります。

　皮膚の切開は関係なく、子宮の切開方法により、帝王切開術後の次回分娩においての分娩方法の選択が変わってきます。通常は、「子宮下節横切開」という、出口に近い赤ちゃんのいる場所の子宮体部を横に切開する方法で行われますが、状況により、「子宮体部縦切開」「子宮下部U字切開」「子宮下部J字切開」など、子宮体部やそれ以外の部分を、通常と異なる方法で切開しなければならないことがあります。

治療はどうするの？　赤ちゃんへの影響は？

　過去に帝王切開術で分娩を行った妊婦さんの分娩方法は2通りあります。まず1つは、過去の帝王切開術に対して経腟分娩を希望する場合（trial of labor after cesarean delivery；TOLAC）であり、もう1つは、予定帝王切開術の場合です。どちらを選択しても、妊娠経過には差はありませんが、問題になるのは、分娩時の管理になります。

　TOLACの場合では、0.3〜1.0％に起こるとされている子宮破裂を回避するために、母児ともに厳重なモニタリングを入院時から分娩時まで持続して行い、子宮破裂の可能性が疑われる場合には、経腟分娩にこだわらず速やかに帝王切開術へ移行します。また、TOLACが成功した場合（vaginal birth after cesarean delivery；VBAC）でもすぐ終了というわけではなく、前回子宮創部の超音波での観察や下腹部痛などの妊婦（褥婦）さんの訴えに注意する必要があります。子宮破裂を起こしても経腟分娩できることはありえるためです。

　一方、予定帝王切開術の場合では、以後の妊娠分娩において前置胎盤や癒着胎盤の発生が増加することや、分娩週数においては出生児の呼吸障害が起こる可能性があります。二度の帝王切開術は、現在、日本においては、その後の経腟分娩を選択できなくなります。

どんなことに気を付けて生活したらいいの？

　妊婦さん全般に共通していることですが、決して無理をせずに早産にならないようにしてください。週数が浅く出生児が未熟であればあるほど、思い描いていた分娩計画が狂ってしまう可能性があるからです。子宮収縮が子宮破裂の引き金になることも覚えておいてください。

表1 TOLAC適応の条件 （文献1より引用）

①児頭骨盤不均衡がないと判断される

②緊急帝王切開術および子宮破裂に対する緊急手術が可能である

③既往帝王切開数が1回である

④既往帝王切開術式が子宮下節横切開で術後経過が良好であった

⑤子宮体部筋層まで達する手術既往あるいは子宮破裂の既往がない

上記の要件をすべて満たしている場合に経腟分娩をトライアルできる。

既往帝王切開後の分娩方法

TOLACの場合

適応

帝王切開術既往妊婦で経腟分娩を試みる場合をTOLACとしていますが、予定帝王切開術における術中・術後の合併症と出生児の呼吸障害などとともに、TOLACにおける妊娠中・分娩時・産褥期の問題も理解しなければなりません。

まずは、『産婦人科診療ガイドライン』[1]に記載されている条件を満たすことが、TOLAC適応の最低条件です（表1）。さらに、勤務体制が整っており、麻酔科・新生児科との連携、手術関連部署との連携が密なうえに、緊急帝王切開術が速やかに行える環境でなくてはなりません。数少ない成功例や、ハード・ソフトともに不十分な環境での試みは妊婦・その家族だけでなく、それに関わるすべての人に甚大な影響を及ぼすことを忘れないでください。そして、TOLACと予定帝王切開術のメリット・デメリットを口頭だけではなく、文書も用いて説明する必要があり、理解を得られたならば必ず署名をもらわなければなりません。

TOLACが成功する確率は60～80％と報告されていますが、すべての妊婦に対して同じ条件が当てはまるわけではなく、個々の妊婦に対してすべて個別に考えなければなりません。既往帝王切開の理由が胎位異常や胎児機能不全の場合、TOLACの成功率は帝王切開既往のない妊婦と差はありませんが、分娩停止や肩甲難産の場合にはその割合が低下します。さらに、児の大きさや母体産道、合併症の有無などによりその割合も変化します。

施行時の注意点

諸処の条件を満たし、TOLACを選択した場合に注意すべき点で、まず考えなければならないことは子宮破裂です。既往帝王切開術後のTOLAC時の子宮破裂の確率は0.3～1.0％であり、予定帝王切開術の約2倍とされています。また、児死亡率やApgarスコア7点未満の児の頻度は予定帝王切開術のそれぞれ約1.7倍、約2.2倍となっています。その一方で、発熱や輸血は0.6～0.7倍、約0.6倍と予定帝王切開術より減少するものもあります。

見通し

2010年に米国産婦人科学会（American College of Obstetricians and Gynecologists；ACOG）では、Practice Bulletinを改訂し[2]、TOLACの選択条件において、子宮下節横切開による2回の帝

王切開の既往があるものや双胎も対象とされました。また、帝王切開のための麻酔医やスタッフを緊急に確保できない施設においても、妊婦がリスクが高いことを理解できれば、TOLACを選択できるとしました。

実際のところ、わが国では、前2回の既往帝王切開後や双胎のTOLACは今後行われる可能性があると感じますが、緊急帝王切開ができないことを承知してTOLACに挑むことは、いくら文書での同意があったとしても現場の立場から提案できないのではないかと考えます。やはり、「母児ともに無理なく安全に」が基本なのではないでしょうか。

予定帝王切開の場合

TOLACの場合で記述したように、子宮破裂の率は減りますが、その後の妊娠に際して、前置胎盤や癒着胎盤の発生が増加します。子宮破裂と術中・術後の合併症だけでなく、今後の妊娠に際しての説明も、手術同意のときに行っておくべきでしょう。また、麻酔・手術と母児ともに侵襲のかかるものであることから、「帝王切開は安心・安全である」と思いがちな妊婦・その家族に対して、説明を怠らないことも重要です。

妊娠期の管理

基本的には、通常の妊婦健診での管理で問題はありません。分娩様式は早い段階で説明・同意を得ておくことが望ましいでしょう。注意点としては、子宮切開部の菲薄化の有無を超音波下に観察したり、必要に応じてMRI施行も考慮します。子宮増大による子宮切開部の局所的な疼痛は子宮破裂の警告である可能性があり、恐れ、注意を払う必要があります。

分娩期・産褥期の管理

TOLACの場合

TOLACの場合、同意書の確認をまずは行います。陣痛発来した時点で、緊急時に備えて末梢静脈ライン（20G）を確保します。分娩監視装置による連続的胎児心拍数モニタリングを行います（子宮破裂の最初の徴候が異常胎児心拍パターンとなることもある）。

微弱陣痛や分娩遷延に対して、当院では原則として促進剤の投与は行っていません。『産婦人科診療ガイドライン』[1]ではプロスタグランジン製剤の使用が禁じられています。オキシトシン投与は禁忌ではありませんが、当然のことながら子宮破裂の発生率が上がることを説明・同意のもと、慎重に使用します。

分娩後は、子宮切開部の局所的な疼痛の増大や、異常出血に十分注意し、分娩経過が順調であっても子宮破裂のリスクを考えて、分娩後1時間程度は15〜30分ごとにバイタルサインおよび症状の確認を行い、ショック徴候に注意します。また、胎盤娩出後には超音波にて子宮の観察（骨盤腔内・腹腔内も）を行うべきです。

予定帝王切開の場合

予定帝王切開の場合、通常時の帝王切開と大きな違いはありませんが、既往帝王切開時の子宮切開創の状況を確認すること（菲薄化の有無やその程度など）や、癒着などの腹腔内の所見を観察し、以後の分娩時の参考となる記録を行います。

退院指導

創部痛、悪露排出の程度、発熱などに注意し、創部感染や子宮内感染などによる産褥熱を注意す るためにも、気になる症状は連絡をするように指導します。次回分娩様式について、執刀医から必ず説明をします。

保健指導のポイント

　文書を用いた説明・同意を行うことは標準ですが、文書を渡し、同意書にサインを得たことで患者さんがすべてを理解したうえで同意をしているわけではないことを肝に銘じておきましょう。文書に一緒に目を通しながら説明を行い、なおかつ後日でもあらためて質問があれば受け付ける旨を伝えておくことも重要です。さらに、パートナーや親族にも同時に説明できることがより望ましいです。

　どのような場合でも、慣れてくると問題が起こりやすくなるので、可能性が少なくても想定できうる問題を発生させないため、丁寧な対応を心がけましょう。

引用・参考文献

1) 日本産科婦人科学会／日本産婦人科医会. "CQ403 帝王切開既往妊婦が経腟分娩（TOLAC, trial of labor after cesarean delivery）を希望した場合は？". 産婦人科診療ガイドライン産科編2014. 東京, 日本産科婦人科学会. 2014, 216-8.

2) American College of Obstetricians and Gynecologists. ACOG Practice bulletin no. 115 : Vaginal birth after previous cesarean delivery. Obstet. Gynecol. 116(2 Pt 1), 2010, 450-63.

■聖隷浜松病院総合周産期母子医療センター産科・周産期科主任医長　**神農　隆**

memo

18 予定帝王切開

帝王切開の手術

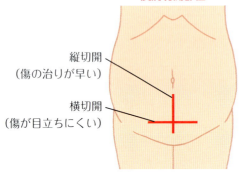

皮膚切開部位
- 縦切開（傷の治りが早い）
- 横切開（傷が目立ちにくい）

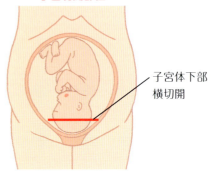

子宮切開部位
- 子宮体下部横切開

傷は赤ちゃんの頭が出る12cmぐらいの大きさになります。

帝王切開になる理由

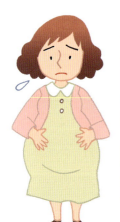

お母さん側の理由
・子宮に傷があり子宮破裂のリスクがある場合
・前置胎盤があり経腟分娩が不可能な場合
　　　　　　　　　　など

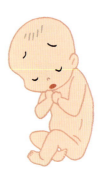

赤ちゃん側の理由
・お腹の中で具合が悪くなり早く分娩させたい場合
・小さくて経腟分娩のストレスに耐えられない場合
　　　　　　　　　　など

予定帝王切開ってなに？

　なんらかの理由で経腟分娩が難しい、あるいは帝王切開での分娩が望ましいときに、あらかじめ日にちを決めて帝王切開を行うことをいいます。理由には大きく分けて、お母さんの理由によるもの、赤ちゃんの理由によるものの2つがあります。お母さんの理由としては、帝王切開の既往などで子宮に傷があり子宮破裂を防ぐために行うもの、前置胎盤があり経腟分娩が不可能な場合などがあります。一方で、赤ちゃんの理由としては、赤ちゃんが小さいなどの理由で経腟分娩のストレスに耐えられないことが予想される場合などがあります。帝王切開を行う時期は陣痛が来る前の38週ごろが多いです。

治療はどうするの？　赤ちゃんへの影響は？

　予定帝王切開を行う場合、手術まで1カ月を切ったあたりで術前の検査を行います。そして、通常は手術前日から病院に入院し、手術の準備を始めます。前日の夕食以降は食事を控え手術に備えます。麻酔は通常、脊椎麻酔や硬膜外麻酔といった腰からの麻酔で行われます。これらの麻酔では赤ちゃんへの麻酔薬の移行はほとんどないため安全に行うことができます。麻酔後、尿道カテーテルを入れ、お腹の消毒をした後に手術が始まります。お腹の皮膚の切開は縦あるいは横で行います。手術後、当日はベッドの上で過ごしますが、翌日には歩く練習をします。早期の離床は、静脈血栓の形成や腸などが癒着してしまうことを予防します。トイレまで歩いていければ、尿道カテーテルを抜去します。

　帝王切開が赤ちゃんに与える影響として、一時的に赤ちゃんの呼吸が浅く、早くなることがあります。これを新生児一過性多呼吸といいますが、一過性という言葉が表すように数日の管理でよくなることがほとんどです。

どんなことに気を付けて生活したらいいの？

　帝王切開前は、風邪などをひかないよう体調に気を付けてその日を待ちます。帝王切開の予定日の前に、10分間隔をきる規則的な子宮の収縮や破水感がある場合はかかりつけの病院に連絡してください。緊急で帝王切開が必要になることがあります。

　帝王切開後は早めの離床を心がけ、静脈血栓や腸閉塞の予防に努めましょう。退院後、特に1カ月健診までは無理をせず、生活しましょう。多量の出血がある、38℃以上の発熱が続くなどの症状があれば、子宮内感染の疑いもあるため病院に連絡するようにしましょう。

病態生理

適応

帝王切開は、経腟分娩が難しい、あるいは帝王切開での分娩が望ましい場合に行われます。帝王切開は大きく予定帝王切開と緊急帝王切開とに分けられます。予定帝王切開の原因疾患としては、骨盤位、帝王切開術の既往、子宮手術の既往（子宮筋腫核出術など）、前置胎盤、陣痛・努責を避けたい母体疾患（重症高血圧、一部の脳動脈瘤など）、胎児が陣痛・経腟分娩に耐えられないことが予測される場合（重症胎児発育不全、超早産など）などがあります。

骨盤位は、以前は経腟分娩も試みられていましたが、2000年に経腟分娩よりも帝王切開の方が安全であるということが報告されてから、帝王切開を選択することが多くなりました[1]。しかし、適応をしっかり守り、熟練した医師が行えば経腟分娩も安全に行えるとされており[2]、その場合はしっかりインフォームド・コンセントをとる必要があります。

施行時期

予定帝王切開の施行時期は、妊娠37週前半以前では新生児一過性多呼吸などの新生児合併症の頻度が高くなるため、特別な理由がなければ陣痛が発来する前の妊娠38週ごろが望ましいとされています。最近の報告では妊娠38週よりも妊娠39週の児の方が、予後がよいという報告もあり[3]、施設の状況が許せば妊娠39週での予定帝王切開も考慮されます。

帝王切開のリスク

帝王切開は通常の経腟分娩より出血が多くなりやすく、単胎妊娠での分娩時出血量の異常出血にあたる90パーセンタイル（羊水込み）は経腟分娩で800mLなのに対し、帝王切開では約2倍の1,500mLとされています[4]。多胎妊娠、子宮筋腫合併妊娠などではさらに出血のリスクが高くなります。

静脈血栓症・肺塞栓症は最も重篤な合併症であり、帝王切開は骨盤内を操作する手術であること、凝固能が増していることなどから、静脈血栓・肺塞栓症のハイリスク群であるとされています。また、妊娠中の長期臥床、肥満、血栓性素因などがあると、さらにハイリスクとなるため、予防が重要になります[5]。症状は突発する胸部痛や呼吸困難感であり、重症例では急速にショックとなります。診断は臨床症状、心電図、胸部X線写真、下肢から胸部の造影CT検査、肺シンチグラフィーなどが挙げられますが、現在は造影CTの感度が最も高いとされます。

妊娠期の管理

帝王切開前には術前検査を行います。通常の手術の術前検査と基本的に同様で、血算、生化学的検査、凝固能検査、心電図検査、胸部X線検査を行います。血小板数が少ない場合や凝固能異常が認められる場合は、脊椎麻酔や硬膜外麻酔による合併症のリスクが上昇するため、全身麻酔による帝王切開も考慮します。

初期検査で血液型、不規則抗体スクリーニングを行っていますが、妊娠中に不規則抗体に感作されるケースも認められているので、再度不規則抗体スクリーニングを施行することが望ましいで

しょう。同様に感染症も再検査を行います。

　帝王切開を予定する日は分娩を早める理由がなければ、新生児の呼吸器合併症などを考え、陣発、破水する可能性が少ない妊娠38〜39週に組みます。前置胎盤などで出血のリスクが高い場合などはそれよりも早く組むこともあります。

分娩期の管理

術　前

　手術前日の夕食後は食事の摂取を控えます。一方、水、お茶などのclear waterの摂取は手術開始2時間前まで摂取が可能とされています。いずれにしても術前に脱水にならないように注意します。

手術手技

　皮膚の切開は横あるいは縦で行われます。横切開では皮膚割線と平行に切開を行うため、傷が目立ちにくいというメリットがあります。縦切開では傷の治りが早いというメリットがあります。

　子宮の切開は通常は子宮体下部横切開を行いますが、胎盤や子宮筋腫が切開部位にある場合はそれを避けて切開を行うこともあります。

　児娩出後、なるべく胎盤の自然剝離を待って胎盤を娩出します。

　子宮筋層の縫合方法は単結紮あるいは連続縫合、1層縫合あるいは2層縫合などバリエーションが多くなっていますが、1層縫合よりも2層縫合のほうが2人目で経腟分娩を選択した場合、子宮破裂のリスクが少ないという報告[6]もあり、2層縫合が選択されることが多くなっています。

麻　酔

　麻酔は特別な理由がない限り、脊椎麻酔で行われます。術後の疼痛管理のために硬膜外麻酔を併用することもありますが、最近は脊椎麻酔に0.1〜0.2mgのモルヒネ塩酸塩水和物を併用することにより、術後24時間の疼痛管理を行う方法も普及してきています。

　前置胎盤などの術中の大量出血、凝固障害が疑われる場合は全身麻酔を選択することもあります。

産褥期の管理

術直後

　術直後は通常の分娩と同様に、特に2時間値までの悪露の量をチェックします。多胎妊娠や子宮筋腫合併妊娠などの症例では弛緩出血に注意し、オキシトシンなどの子宮収縮薬を通常より多く投与することも考慮します。出血が多い場合は、子宮の収縮を確認するとともに、超音波検査などを併用し血液のたまりがないかどうかをチェックします。血液検査を行い、貧血、凝固能などのチェックを行います。特に子宮筋腫合併妊娠や多胎妊娠などは注意が必要です。逆に、悪露が少ない場合も悪露の排出ができていない場合があり注意が必要です。

　同時に、全身状態、血圧・呼吸状態、尿量などのバイタルサインのチェックを行い、術後腹腔内出血などのトラブルがないかを確認します。

手術翌日

　手術翌日は血液検査を行い、貧血などのチェックを行います。ヘモグロビン値が術中出血量と合

表1 産科領域における静脈血栓塞栓症の予防 (文献5より引用)

リスクレベル	産婦人科手術	予防法
低リスク	正常分娩	早期離床および積極的な運動
中リスク	帝王切開術（高リスク以外）	弾性ストッキング あるいは 間歇的空気圧迫法
高リスク	高齢肥満妊婦の帝王切開術 （静脈血栓塞栓症の既往あるいは血栓性素因のある）経腟分娩	間歇的空気圧迫法 あるいは 低用量未分画ヘパリン
最高リスク	（静脈血栓塞栓症の既往あるいは血栓性素因のある）帝王切開術	（低用量未分画ヘパリンと間歇的空気圧迫法の併用） あるいは （低用量未分画ヘパリンと弾性ストッキングの併用）

（低用量未分画ヘパリンと間歇的空気圧迫法の併用）や（低用量ヘパリンと弾性ストッキングの併用）の代わりに、用量調節未分画ヘパリンや用量調節ワルファリンを選択してもよい。
血栓性素因：先天性素因としてアンチトロンビン欠損症、プロテインC欠損症、プロテインS欠損症など。後天性素因として、抗リン脂質抗体症候群など。

わない場合は、腹腔内や皮下の出血が隠れていることもあり注意が必要です。

　前述したように、産褥期に起こる最も重篤な合併症は静脈血栓症・肺塞栓症であり、それに対する予防は最も重要であるといえます。表1に産科領域における静脈血栓塞栓症の予防方法を載せます[5]。

　早期離床や弾性ストッキングの着用が予防の基本となりますが、現在は高リスク群に対する未分画ヘパリンに代わり、出血のリスクが少ないとされる低分子ヘパリン（ダルテパリンナトリウム、エノキサパリンナトリウム）も使用されるようになっています。

退院指導

　退院指導は経腟分娩の退院指導に準じて行います。帝王切開後だからといって特別に安静にする必要はありませんが、あまり無理はしないように指導します。特にお腹がぽっこりしていることに対して「腹筋を鍛えなきゃ」と考えるお母さんもいますが、そのような運動はしばらく避けるように指導します。

　また、帝王切開後は子宮口が十分に開いていないため、悪露の流出が悪く子宮内にたまってしまい、突然大出血となることがあることを伝えておきます。下腹部痛、発熱がある場合は子宮内感染の可能性もあるため来院するよう伝えておきます。

　帝王切開創部をなるべくきれいにするために、

第1章 産科合併症

創部に医療用テープを貼るよう指導してもいいでしょう。医療用のテープを傷に対して直角にまんべんなく貼ることで、傷の膨隆、着色などを防ぐ効果があります。市販のジェルシートなどを用いるのもいいでしょう。期間は3〜6カ月続けることをお勧めします。

引用・参考文献

1) Hannah, ME. et al. Planned caesarean section versus planned vaginal birth for breech presentation at term : a randomised multicentre trial. Term Breech Trial Collaborative Group. Lancet. 356(9239), 2000, 1375-83.

2) ACOG Committee on Obstetric Practice. ACOG Committee Opinion No. 340. Mode of term singleton breech delivery. Obstet. Gynecol. 108(1), 2006, 235-7.

3) Tita, AT. et al. Timing of elective repeat cesarean delivery at term and neonatal outcomes. N. Engl. J. Med. 360(2), 2009, 111-20.

4) 日本産科婦人科学会／日本産婦人科医会／日本周産期・新生児医学会／日本麻酔科学会／日本輸血・細胞治療学会. 産科危機的出血への対応ガイドライン. 2010年4月.

5) 肺血栓塞栓症／深部静脈血栓症（静脈血栓塞栓症）予防ガイドライン作成委員会. 肺血栓塞栓症／深部静脈血栓症（静脈血栓塞栓症）予防ガイドライン. 東京, メディカルフロントインターナショナルリミテッド, 2004, 116p.

6) Bujold, E. et al. The impact of a single-layer or double-layer closure on uterine rupture. Am. J. Obstet. Gynecol. 186(6), 2002, 1326-30.

■ 東京慈恵会医科大学附属病院総合母子健康医療センター産婦人科助教 **青木宏明**

第 **2** 章

合併症妊娠

1 耐糖能異常合併妊娠

妊娠中の耐糖能の異常

妊娠前

正常 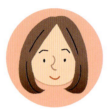 糖尿病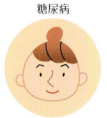

妊娠前管理
奇形予防

妊娠糖尿病　妊娠中に診断された明らかな糖尿病　糖尿病合併妊娠

妊娠中
妊娠中、特に妊娠後半期は血糖が上がりやすくなります。

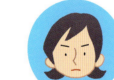 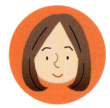 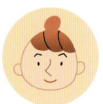

血糖測定
食事療法
インスリン療法

ほぼ全例インスリン治療
インスリン量は3〜5倍程度に

正常　　　　　　　　　糖尿病

産後

 →異常→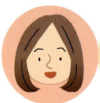

定期検査
6〜12カ月ごと

次回妊娠に向けての
妊娠前管理（治療）

耐糖能異常合併妊娠ってなに？

　正常妊娠でも女性の体にはさまざまな負担がかかります。血糖を処理する能力（これを耐糖能といいます）にも負担がかかり、もともと糖尿病を持っている妊婦さんではさらに血糖値が高くなり、妊娠前には異常がなかった方も妊娠による負担のために耐糖能が悪くなる、すなわち日常の血糖値が高くなることがあります。

　妊娠中の耐糖能の異常には、①妊娠前に診断されている糖尿病（1型および2型糖尿病）、②妊娠前に実はすでに起こっていた糖尿病が妊娠中の検査で初めて診断された「妊娠中に初めて診断された明らかな糖尿病」、そして③妊娠前は正常か、とても軽い糖の異常があったものが、妊娠による負担で高血糖をきたす妊娠糖尿病の3つがあります。いずれも放っておくと母体や胎児・新生児に悪影響を及ぼしてしまうので、きちんとした治療が必要です。

治療はどうするの？　赤ちゃんへの影響は？

　妊娠前に糖尿病がわかっている方は、糖尿病主治医へ妊娠の希望があることをきちんと伝えましょう。血糖値が高いまま妊娠すると赤ちゃんに奇形が起こることが知られています。治療方法の選択も含めて、奇形が起こらないように妊娠前の血糖値の管理はとても重要です。妊娠中の血糖値が高いと、正常よりも大きな胎児（巨大児）となり、大きいけれどもいろいろな合併症（分娩時の合併症：胎児の酸素不足、難産、帝王切開、新生児合併症：新生児仮死、低血糖、呼吸障害、黄疸など）の原因となります。母体にも妊娠高血圧症候群や早産などが起こりやすくなります。

どんなことに気を付けて生活したらいいの？

　妊娠中に最も大切なことは、胎児が正常に健やかに発育できる環境です。過剰のカロリーはお母さんの血糖値をさらに上げて、巨大児をはじめとした赤ちゃんのさまざまな病気を作る原因となります。妊娠中の食事療法は正常の妊婦の7割ぐらいにするのが理想的です。腹七分といったところです。これ以上のカロリー制限は赤ちゃんにとって害となることが知られています。最近、食事療法に関するさまざまな情報、特に「低炭水化物ダイエット」「肉食ダイエット」などとよばれていますが、食事のなかの炭水化物を極端に少なくしたダイエット法がブームになっています。妊娠していないときはいざ知らず、妊娠中はこのような極端な食事制限や栄養バランスが極端な食事は胎児にとってとても危険です。

病態生理（母体の糖代謝）

妊娠中、特に妊娠後半期の母体の糖代謝は、妊娠による生理的インスリン抵抗性の亢進によって劇的に変化します。正常妊婦では非妊時に比べて、食後は「高血糖および高インスリン血症」を、一方、空腹時は母体のグルコース利用率の低下のために「低血糖およびケトン体産生亢進」の状態を呈します。こうした妊娠中の生理的変化は、妊娠前にすでに存在する糖尿病の明らかな増悪因子であり、また、妊娠前には正常か、あるいは境界型程度の軽度耐糖能異常であった妊婦にも新たに妊娠糖尿病（gestational diabetes mellitus；GDM）を発症します。

妊娠初期の器官形成期に母体の血糖コントロールが不良であれば、奇形発症の原因となります。妊娠中期以降の母体高血糖は、胎児の高血糖-高インスリン血症を誘発し、糖尿病性胎児・新生児病（巨大児、肩甲難産、新生児呼吸窮迫症候群、低血糖、黄疸など）の原因となります。母体自身にも、流・早産、妊娠高血圧症候群、羊水過多症、巨大児や難産による帝王切開率の上昇、尿路感染症、糖尿病性ケトアシドーシス（diabetic ketoacidosis；DKA）などの合併症を誘発します。

DKAは、妊娠中の耐糖能の生理的変化を背景に、1型糖尿病のみならず、2型糖尿病や妊娠中に診断された明らかな糖尿病、あるいはGDMでも発症することが知られています。感染、ストレス、インスリン治療トラブルなどの一般的な誘因に加え、妊娠中は、妊娠悪阻と切迫早産治療（β刺激剤とステロイド投与）に注意が必要です。妊娠中に発症する妊娠関連劇症1型糖尿病は、感冒様症状を前駆症状として胎児死亡に至る劇症型のDKA発症を基本病態とします。

妊娠期の管理（内科的管理）

耐糖能異常合併妊娠の妊娠中の管理は、血糖コントロールを中心とした内科的管理と、母体・胎児の産科的管理に大別されます。また、妊娠糖尿病および妊娠中に診断された明らかな糖尿病は、その診断のために全妊婦を対象としたスクリーニング法の適切な施行が肝要です。

妊娠中の耐糖能異常のスクリーニング

妊娠初期：見逃されていた糖尿病の診断

妊娠初期は妊娠前に見逃されていた糖尿病（妊娠中に診断された明らかな糖尿病）の早期診断が主目的です。随時血糖値や空腹時血糖値でスクリーニングし、必要に応じて診断的耐糖能試験（75gOGTT）を行います。妊娠初期に診断されたGDMの治療的介入効果に関するエビデンスは確立されておらず、過剰介入にならないように留意する必要があります。

妊娠中期：妊娠糖尿病の診断

妊娠中期は全妊婦を対象に、GDMのスクリーニングを施行します。妊娠初期のスクリーニングやOGTTで正常であった妊婦も、妊娠中期以降のインスリン抵抗性の亢進のためにGDMを発症する可能性があります。スクリーニング法としては随時血糖あるいはグルコースチャレンジ試験（glucose challenge test；GCT）が推奨されています。

内科的管理（血糖管理）

妊娠前管理

妊娠前糖尿病（妊娠前に診断されていた1型および2型糖尿病）では、奇形の発症予防のための妊娠前管理が重要です。妊娠前および妊娠初期のHbA1c値を少なくとも7％未満に保った状態での妊娠成立が望ましいところです。

妊娠初期の管理

前述したように、妊娠初期の血糖管理の対象となるのは妊娠前糖尿病と「妊娠中に診断された明らかな糖尿病」です。悪阻（つわり）は妊娠初期の血糖コントロールの増悪因子となり、特に1型糖尿病妊婦では、食事摂取とインスリン量に関するきめ細やかな指導が必要となります。DKAが悪阻を契機に発症することがあり、悪心・嘔吐、頭痛など、DKAと悪阻の症状が類似するため注意が必要です。

妊娠中期以降の管理

悪阻が落ち着く妊娠中期以降は、周産期合併症の予防のためにより厳密な血糖管理が必要です。周産期合併症の予防を目的とした目標血糖値（表1）の達成のために、妊娠中は食事療法とインスリン療法が主体となります。

1）食事療法

妊娠中の食事療法は、①妊娠を正常に維持し胎児の正常な発育のため必要なカロリー摂取を保証し、②食後高血糖をきたさず、③空腹時のケトン体産生を亢進させないという3条件が必須となります。①の観点が妊娠中の特徴であり、また空腹時には非妊時よりもケトン産生が亢進しやすい点も重要です。

従って、妊娠中のカロリー制限には限界があ

表1 目標血糖値（血漿中濃度として）

	静脈血漿値
早朝空腹時	60〜90mg/dL
昼食前、夕食前	60〜105mg/dL
各食後2時間値	≦120mg/dL
就寝前	60〜105mg/dL
2AM〜6AM	≧60mg/dL

り、正常妊娠に推奨されている必要カロリー摂取量を30％程度減量したカロリー制限食が推奨されます。これ以上のカロリー制限食はケトン体産生を亢進させ、胎児に有害であることが知られています。1日5〜6回の分割食を導入することも必須3条件を達成する方法として有効です。朝食をとらない妊婦が増えているようですが、ケトン体産生予防の観点からは、欠食をしない（特に朝食）、極端な炭水化物制限をしない、などの指導はたいへん重要です。

2）インスリン療法

食事療法でコントロール目標を達成できない場合は、ただちにインスリン療法を導入します。妊娠前糖尿病では、急激な血糖正常化が糖尿病性網膜症の増悪をきたすことが知られており、事前に眼科に紹介しましょう。妊娠前糖尿病では、胎児のインスリン分泌能が確立する妊娠16週ごろから母体高血糖の胎児発育への影響が顕性化します。また、妊娠30〜32週ごろまで良好な血糖コントロールが達成できなければ糖尿病性胎児病が予防できないことが知られており、GDMも含めて血糖値の正常化には迅速さが要求されます。

妊娠中（特に妊娠20週以降）はインスリン抵抗性の増加に伴って、インスリン必要量が増加し

表2 耐糖能異常妊娠の周産期合併症 （文献1より引用）

母体合併症	流・早産、妊娠高血圧症候群（PIH）、羊水過多症、羊水過少症*、糖尿病性ケトアシドーシス、尿路感染症、遷延分娩・分娩停止、肩甲難産、帝王切開率の上昇
胎児合併症 （糖尿病性胎児病）	胎児奇形、過剰発育・巨大児、胎児発育不全*、胎児機能不全、胎児心筋症、子宮内胎児死亡
新生児合併症 糖尿病母体から生まれた児 （infant of diabetic mother；IDM）	呼吸窮迫症候群、低血糖、高ビリルビン血症、分娩損傷（腕神経叢麻痺など）、新生児仮死、多血症、低カルシウム血症

＊妊娠高血圧症候群あるいは糖尿病性血管病変を反映した加重型PIHに関連した胎盤機能不全と関連

ます。妊娠前糖尿病では非妊時の3〜5倍、特に肥満妊婦ではインスリン増量が顕著で、100単位／日を越えることもまれではありません。本人へ十分に説明しておきましょう。

3）血糖自己測定法（self-monitoring of blood glucose；SMBG）

SMBGは妊娠前糖尿病の妊娠管理の標準ツールです。1型糖尿病では、朝食前空腹時、各食前、各食後2時間、就寝前の1日7検の測定に加えて、必要に応じて深夜（3AM）の計測を追加します。「妊娠中に診断された明らかな糖尿病」を含む多くの2型糖尿病合併妊娠では、昼食前と夕食前は必要ないので1日5検の測定となります。

GDMの血糖管理においてもSMBGは重要な役割を果たします。米国ではGDM診断時のインスリン療法適応においてSMBGは必須となっており、GDMと診断したら栄養指導の開始とともにSMBG（早朝空腹時と各食後の計4回測定）が開始されます。数日〜1週間のSMBGの結果をもとにインスリン療法の導入を決定します。残念ながら、日本のハイリスクGDM以外に保険適応がない現状では自費負担で施行するしかなく、保険適

応の拡大が待たれます。

妊娠中の産科的管理（母体・胎児管理、表2[1]）

母体合併症

耐糖能異常合併妊娠では、流・早産、妊娠高血圧症候群（pregnancy induced hypertension；PIH）、羊水過多症、肩甲難産、帝王切開などの産科合併症が増加します。こうした産科合併症は、後述する胎児合併症と同様、血糖コントロール不良のサインでもあります。特に肩甲難産、帝王切開と関連する巨大児の予防を前提とした血糖管理が重要です。切迫早産治療では、リトドリン塩酸塩はその血糖上昇作用のため硫酸マグネシウムを第一選択とします。児の肺成熟を目的としたステロイド療法も血糖上昇作用があるので血糖コントロールに注意が必要ですが、その作用は一過性です。

胎児管理

妊娠初期は、妊娠前糖尿病における胎児評価として、胎児奇形スクリーニングが重要です。妊娠前管理良好群（HbA1c値＜7％）における奇形発症率は正常妊娠における頻度と同等ですが、コン

表3 分娩のタイミングと分娩様式に関与するハイリスク因子 (文献1より引用)

母体因子	胎児因子
血糖コントロール不良 不確実な妊娠週数 既往妊娠の異常 （遷延分娩、肩甲難産、急速遂娩術、帝王切開など） 妊娠高血圧症候群 糖尿病性合併症（網膜症、腎症など） 早産 ケトアシドーシス	過剰発育・巨大児 子宮内胎児発育制限 羊水過多・過少症 胎盤機能不全 胎児奇形

トロール不良のまま妊娠した場合には胎児奇形のリスクが上昇します。しかし、糖尿病に起因する胎児奇形の発症率は、血糖コントロールがいくら不良でも20～25％が上限です。また、胎児超音波評価で多くの重症奇形は妊娠20週ごろまでに診断可能です。奇形発症リスクが過大視され過ぎて人工妊娠中絶を行うことにならないように留意する必要があります。

妊娠中期以降のGDMも含めた耐糖能異常合併妊娠の胎児合併症としては、巨大児が代表的です。糖尿病性巨大児は、胎児機能不全、重症例では子宮内胎児死亡にいたることもあります。インスリン治療例は、胎児発育・羊水量評価、自覚胎動カウント、ノンストレステスト（32週以降、毎週）などによる総合的な胎児評価を行います。母体合併症として発症したPIHや、糖尿病性腎症を背景とした加重型妊娠高血圧腎症による胎児発育不全（fetal growth restriction；FGR）を発症することがあります。その重症度に応じた胎児管理が求められます。

分娩期の管理

分娩のタイミングと分娩様式

分娩のタイミングと分娩様式に関与するハイリスク因子を表3[1]に示しました。コントロール良好でリスク因子のない症例は、自然陣痛発来までの待機的分娩管理が可能です。血糖コントロール不良例、ハイリスク因子を有する症例は積極的分娩管理を行います。

積極的分娩管理は、胎児の過剰発育による肩甲難産の予防と母体-胎児環境の悪化のリスク軽減を目的として、妊娠38～39週に分娩誘発（羊水穿刺による肺成熟確認が理想）を行います。推定胎児体重4,000g以上の巨大児では、妊娠38週で肺成熟を確認後に予定帝王切開の適応となります。

分娩中の血糖管理

表4に当院でのインスリンの持続注入による分娩時血糖管理法を示します。陣痛発来までは通常の血糖測定、食事、インスリン注射を行います。有効陣痛発来と判断したとき、または血糖値が70mg/dL以下のとき、5％ブドウ糖加リンゲル液で静脈ルートを確保し、125mL/時で点滴開始、

表4 分娩時の血糖コントロールとインスリン注入量

血糖値（mg/dL）	インスリン注入開始速度	輸液
＜80	なし	ブドウ糖加リンゲル液 125mL/dL
81〜100	0.5	
101〜140	1.0	
141〜180	1.5	ブドウ糖加リンゲル液 または生理食塩水 125mL/dL
181〜220	2.0	
＞220	2.5	

以後1〜2時間ごとに血糖測定を実施します。この時点で絶食（水やお茶のみの飲水）とし、定時のインスリン注射は中止とし、必要時に別ルートでのインスリン注入を行います。

オキシトシンやプロスタグランジンの点滴静注による分娩誘発を行うときは、前日眠前まで通常どおりの管理を行い、当日の朝食およびインスリン皮下注射を中止し、誘発用と輸液およびインスリン注入用の2本の静脈ルートを確保します。以後、分娩終了までの目標血糖値は70〜90mg/dLとします。

インスリン注入用のルートには、インスリン持続注入のために速効型インスリン0.5mL＋生食49.5mLをシリンジポンプに準備し、血糖値によって、インスリンの開始時投与量を決定します。1〜2時間ごとに血糖測定を行い、目標血糖値70〜90mg/dLとなるようインスリン注入量を調整します。プロトコール開始後、4時間ごとに尿ケトンを評価します。

産褥期の管理

産褥期には、分娩直後からインスリン抵抗性が劇的に改善するため、妊娠中のインスリン量を継続すると低血糖の危険があります。妊娠前糖尿病では、妊娠前のインスリン量へただちに減量する必要があります。GDM症例では原則的にインスリンは中止します。

授乳は母体の血糖低下作用があります。特に1型糖尿病では、低血糖の予防のために授乳とインスリン注射のタイミングに注意が必要です。また、母乳分泌量の増量によってその影響が顕著となるため、退院時にしっかり指導する必要があります。授乳による消費熱量を補うために必要なエネルギー付加を行います。正常産褥婦のエネルギー付加量（350kcal/日）を参考にしましょう。

退院指導

GDMおよび「妊娠時に診断された明らかな糖尿病」妊婦は、産褥6〜8週で耐糖能を再評価（75gOGTT）します。産褥初回のOGTTが正常化しても、われわれの経験では、分娩後1年程度で4割以上が耐糖能異常の診断に至っています[2]。今日の糖尿病患者の増加を背景に、GDM既往女性の分娩後のフォローアップは、糖尿病発

症予防という観点から、また、妊娠を契機にした
その女性のウィメンズヘルスケアという視点から
も極めて重要です。最近の韓国の報告では、分娩
後5年間のフォローアップで40％が糖尿病を発症

しています[3]。次回の妊娠時にすでに糖尿病を発
症して奇形の心配をしなければならない、という
ような悲劇にならないように、継続したフォロー
アップが求められます。

保健指導のポイント

　妊娠中は、胎児を身近に感じる分、血糖コントロールに懸命になれる妊婦さんが多いのですが、分娩後は
病院を受診する機会も減り、また、育児や家事、仕事の再開など、通院を阻む要素も増えて、血糖に関する
関心が「燃え尽きて」しまうGDM既往女性は少なくありません。分娩後のフォローアップは、自身の糖尿
病発症の予防や早期診断の意義のほか、次回妊娠時の胎児奇形発症予防の観点から非常に重要な課題です。
助産師や栄養士と協力して、妊娠中から産後のことをイメージできるような関わりを行っていけるように、
各施設での工夫が肝要となります。

‖ 引用・参考文献

1）　安日一郎．"合併症妊娠の管理と治療：糖尿病"．MFICUマニュアル．MFICU連絡協議会編．大阪，メディカ出版，2008，78-86.

2）　釘島ゆかりほか．妊娠糖尿病既往女性の産褥フォローアップ：妊娠糖尿病旧診断基準症例の検討．糖尿病と妊娠．11（1），2011，97-101.

3）　Jang, HC. Gestational diabetes in Korea: incidence and risk factors of diabetes in women with previous gestational diabetes. Diabetes Metab. J. 35(1), 2011, 1-7.

■国立病院機構長崎医療センター産婦人科　**釘島ゆかり**　同部長　**安日一郎**

2 腎疾患合併妊娠

腎臓の働き

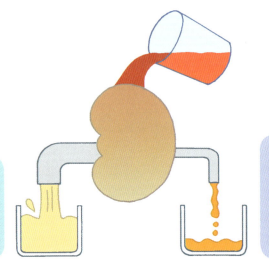

正常
血液をろ過し、尿を作って老廃物とともに水分を排泄します。

腎機能障害
うまく血液がろ過できないので、むくみ（浮腫）や倦怠感、尿たんぱく、高血圧を伴います。

妊婦さんに腎機能障害があると…

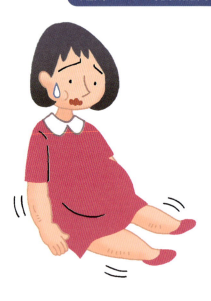

妊婦さんへの影響
腎機能のさらなる低下
妊娠高血圧症候群　など

赤ちゃんへの影響
流産・早産
胎児発育不全　など

腎疾患合併妊娠ってなに？

　腎臓は、血液をろ過し、尿をつくって老廃物を水分とともに体から排泄する大切な役割を担っています。腎臓の病気（腎疾患）があると、むくみ（浮腫）や倦怠感、尿蛋白や高血圧を伴います。代表的な「腎疾患」には、急性腎炎、慢性腎炎、腎盂腎炎、ネフローゼ症候群、腎不全、尿毒症などがあります。腎炎が悪化すると、腎臓の機能が低下して腎不全となり、腎不全のために本来排泄されるべき老廃物が体にたまってさまざまな症状が現れるものが尿毒症です。

　妊婦さんが妊娠前から腎疾患にかかった状態、または治療後で症状が落ち着いている状態で妊娠した場合に、「腎疾患合併妊娠」といいます。すなわち、「腎疾患」＋「妊娠」＝「腎疾患合併妊娠」です。腎疾患合併妊娠の頻度は0.03％（0.02〜0.12％）とあまり高くはありません。

治療はどうするの？　赤ちゃんへの影響は？

　妊娠前に腎機能障害の程度が軽い妊婦さんでは、その妊娠はほぼ正常（健常な妊婦さんと同様）に経過します。また、妊娠による腎疾患の悪化もほぼないとされています。しかし、腎機能がある程度以上に障害されていたり高血圧がある妊婦さんでは、妊娠によって腎臓の機能をさらに低下させる可能性があります。また、流産・早産、胎児発育不全や妊娠高血圧症候群などが発症する可能性があります。

　治療薬には妊娠中も胎児への安全性が確認されていて内服を中止する必要のない薬剤もあります。妊婦さんの自己判断で内服を中止すると逆に腎機能や高血圧が悪化したりする場合があるので、妊娠前に主治医に相談してください。

　なお、腎疾患の種類によって妊娠中の管理方法が若干異なります。腎臓内科または小児科の主治医と産科の医師の連携した管理が必要です。

どんなことに気を付けて生活したらいいの？

　妊娠中の定期的な腎機能の評価をもとに食事や飲水についての調整が必要です。腎臓内科または泌尿器科の主治医の指示に従ってください。また、腎不全の原因が糖尿病の場合には血糖コントロールも必要です。

　自宅で毎日（できれば朝食前に）体重測定ならびに血圧測定することをお勧めします。もし、妊婦さんの体重が急激に増加（過食をしていないのに1週間に1.0kg以上）したり、血圧が140/90mmHg以上に上昇するようになったら早めの受診をお勧めします。

病態生理

妊娠中の腎機能

妊娠に伴い母体の血漿量は妊娠7週ですでに増加しはじめ、妊娠36週まで増加し非妊時に比べ約50％増えます。また、母体の腎血漿流量は妊娠中期までに60〜80％増加し、妊娠末期に非妊時の50％増加まで減少します。糸球体濾過量（glomerular filtration rate；GFR）も約50％上昇します。母体の腎糸球体流量は妊娠6週には増加し、妊娠16〜24週に30〜50％まで上昇しピークとなり、その後妊娠末期近くまではそのレベルにとどまりますが、妊娠末期では子宮の大静脈への圧力により下肢に静脈うっ血が生じるため、やや減少します。腎血漿流量とGFRの上昇が血清クレアチニン（Cre）、尿素窒素（BUN）、尿酸（UA）値を低下させ、糖や蛋白などの尿中排泄を増加させます。

腎疾患合併妊娠の病態生理

腎機能障害が中等度（Cre＞1.4mg/dL）の妊婦では、妊娠によって腎臓の機能をさらに低下させる可能性があります。また、約50％で流産・早産に至り、約40％に胎児発育不全が出現し、約30〜50％に妊娠高血圧症候群の発症や腎炎の増悪が出現する可能性があります。

腎機能が低下すると血漿量が減少しますが、血漿量を維持するために血管を収縮させ血圧が上昇します。腎機能が正常であれば、尿量を増加し血漿量を減少させ血圧は正常化します。腎機能が低下していると尿量は増加せず、血圧は正常化せず高血圧となります。また、腎疾患では糸球体の数が減少するため、GFRが低下し血漿量を減少させられず高血圧になります。血管収縮は子宮動脈でも起こり胎盤の血流が低下します。このため胎児の栄養障害によって胎児発育不全が生じます。

腎疾患の種類

「腎疾患」は多種にわたり、急性腎炎、慢性腎炎、腎盂腎炎、ネフローゼ症候群、腎不全、尿毒症などがあります。慢性（糸球体）腎炎には、日本人で最も多いIgA腎症（慢性腎炎の約30％）の他に、微小変化型ネフローゼ症候群、巣状糸球体硬化症、メサンギウム増殖性腎炎（IgA腎症以外）、膜性腎症、膜性増殖性糸球体腎炎、半月体形成性腎炎（急速進行性腎炎）があり、病態が異なります。また、糖尿病や膠原病（全身性エリテマトーデスなど）などによって生じる二次性の腎疾患もあります。

妊娠前の管理

近年、医療の進歩によって腎疾患の管理が良くなってきており、慢性腎不全の妊婦や、透析療法を受けていたり腎移植を受けた妊婦が妊娠・分娩する場合も増えてきました。

腎臓内科または小児科の主治医と現状での妊娠・分娩が安全かを相談し、可能な限り腎機能の改善を目指すことが肝要です。腎機能障害中等度（Cre＞1.4mg/dL、拡張期血圧＞90mmHg）以上の慢性腎不全や透析療法導入中であれば、妊娠・分娩の危険性を説明する必要があります。特に、妊娠をしなければ透析療法導入の適応がなくても、妊娠・分娩によって産後に透析療法導入となる可能性がある場合には十分な説明と同意が必要です。また、腎移植後妊娠では移植腎が安定した

ことを確認できるまで妊娠を延期することを勧める必要があります。

なお、高血圧に対しアンギオテンシン阻害薬（ARB）を服薬している場合には、胎児の腎機能障害・羊水過少が生じる可能性が高いため、メチルドパ、ヒドララジン塩酸塩へ変更する必要があります。

糸球体の毛細血管の血液凝固が慢性糸球体腎炎を進行させるため、抗凝固療法が行われている場合があります。低用量アスピリン療法やヘパリン療法は妊娠中も問題ありませんが、ワルファリン療法は催奇形性があるため、妊娠前に他剤へ変更しておくことが必要です。また、抗血小板薬（パナルジン®やプラビックス®）は妊婦には有益性投与となっており、妊娠前に他剤へ変更することも考慮する必要があります。

胎児発育不全や妊娠高血圧症候群などで早産に至る可能性があるため、十分な説明と同意が必要です。また、NICUを併設した高次施設での妊娠・分娩管理を前提に、妊娠前から、ないし妊娠初期からの転院も考慮する必要があります。

妊娠期の管理

妊娠前に腎機能障害の程度が軽い妊婦では、その妊娠はほぼ正常（健常な妊婦と同様）に経過します。また、妊娠による腎疾患の悪化もほぼないとされています。従って、過剰な不安をあおり妊婦が人工妊娠中絶を希望する状況に陥ることは避けなければなりません。

慢性腎不全妊婦では正常妊婦とは異なり頻回に妊婦健診を受診してもらうことが必要です。その際に血圧ならびに蛋白尿定量の測定以外に、腎機能評価（Cre、BUN、UAの測定の他に月1回程度の24時間Ccr）を行います。妊娠高血圧腎症の発症ならびに腎機能の増悪を速やかに見つけ、管理入院のタイミングを逸しないようにします。また、胎児発育ならびにwell-beingの評価も行います。

なお、蛋白尿のみを呈する腎疾患が妊娠前あるいは妊娠20週までに存在し、妊娠20週以降に高血圧が出現した場合には、加重型妊娠高血圧腎症（superimposed preeclampsia）と診断されます。妊娠高血圧腎症の診断後2週程度で分娩が必要となる可能性が高いです。また、常位胎盤早期剥離や子癇が引き続き出現しないように高血圧の厳重管理が必要です。

妊娠中に投与可能な降圧薬はメチルドパ、ヒドララジン塩酸塩の他に、妊娠20週以降はニフェジピン、ラベタロール塩酸塩が追加されました。

透析療法導入中であれば、さらに水分や電解質のアンバランス、羊水過多症、透析中の低血圧や胎児機能不全が生じやすいので注意を要します。また、妊娠中は血漿量が増えるため透析療法の回数が一般的に増えるため、栄養管理の他に輸血療法を考慮する必要があります。

腎移植後妊娠では免疫抑制薬（タクロリムス）投与の継続が必要です。その際、易感染性、血栓症のリスクには注意が必要です。

水溶性ステロイドは胎盤通過性がないので胎児動脈管の早期閉鎖などのリスクは心配ありませんが、20mg/日以上の投与では胎児発育不全や早産のリスクは若干上昇します。ただし、腎炎やネフローゼ症候群が重症な場合には妊娠中でもステ

ロイドパルス療法が必要と判断されたら、リスクを説明し施行します。

分娩時の大量出血を引き起こす可能性を考慮し、低用量アスピリン療法が施行されている場合には妊娠後期での中止も考慮します。また、ヘパリン療法も分娩時には皮下注射から持続点滴へ変更し、分娩時に速やかに中止できるようにしておくことが必要です。

分娩期の管理

治療に抵抗する高血圧、腎機能の悪化が出現した場合には、妊娠が原因であるため妊娠を終焉せざるをえません。もし妊娠22週未満の場合には人工妊娠中絶を選択することも考慮する必要があります。また、重症妊娠高血圧腎症の他に子癇発作、HELLP症候群、播種性血管内凝固症候群（disseminated intravascular coagulation；DIC）、胎児機能不全などが出現した場合にも妊娠を終焉せざるをえず、早産に至る可能性が高いためNICUのある高次施設での分娩管理が必要になります。

妊娠34週未満に1週間以内の早産に至る可能性があれば、胎児肺成熟を促進する目的で母体にベタメタゾンの投与を考慮します。なお、妊娠中からプレドニン®を服薬している場合には、分娩時に増量（ステロイドカバー）の施行が必要です。帝王切開術には術前後の補液量の調整が必要です。透析導入中や腎移植後の場合でも分娩様式の選択は産科的適応でよいとされています。腎機能の悪化がひどい場合には、分娩後に一時的な透析療法導入が必要となる場合があります。

産褥期の管理

産褥期に高血圧が急激に増悪する場合があるので、血圧管理は引き続き慎重に行う必要があります。また、透析療法導入中であれば妊娠中に増加していた透析回数を調整する必要が生じます。免疫抑制薬（タクロリムス）は分子量が大きく母乳への移行が否定されており、服薬中であっても授乳は可能です。ただし、免疫抑制薬（タクロリムス）服薬中は易感染性、血栓症のリスクがあり、避妊を希望する場合には経口避妊薬や子宮内避妊器具の使用は避ける必要があります。

退院指導

今回の妊娠・分娩において腎機能低下ないし悪化があれば、可能な限り腎機能が改善してからの次回妊娠を目指すために避妊指導の施行も考慮します。

保健指導のポイント

　IgA腎症の20代前半の未婚女性が妊娠6週に初診されました。腎機能低下はなく、プレドニン®5mg/日＋低用量アスピリン療法＋免疫抑制療法（タクロリムス3mg/日）の他に、降圧薬としてARB（妊娠中は禁忌！）を服薬中でした。腎臓内科からも妊娠許可があり近日入籍予定で妊娠継続希望とのことで、ARBを中止してもらい、プレドニン®、低用量アスピリン療法、免疫抑制療法の妊娠への安全性を説明し2週間後再診としました。これで高血圧や胎児発育不全が出現しなければ、妊娠は順調に経過し妊娠満期での経腟分娩を目指してもらう予定でした。

　しかし、1週間後に予約外で受診され、パートナーが妊娠を希望せず、2人で相談した結果、最終的に人工妊娠中絶を選択しました。ARBを再開し、手術時の大量出血を回避すべく低用量アスピリン療法を中止し、周術期にステロイドカバーを行い、手術をしました。そして、最後に避妊指導です。

　次回の妊娠時にも腎機能低下がなければよいのですが。残念ながら、それは誰にもわかりません。そして、次回、妊娠前にARBを中止してもらうことを願います。

▥ 引用・参考文献

1）　水上尚典. "妊娠による母体の変化". 臨床エビデンス産科学. 第2版. 佐藤和雄ほか編. 東京, メジカルビュー社, 1999, 47-62.

2）　日本妊娠高血圧学会編. "腎疾患合併妊娠の管理". 妊娠高血圧症候群（PIH）管理ガイドライン. 東京, メジカルビュー社, 2009, 114-28.

3）　日本腎臓学会編. 腎疾患患者の妊娠に関する診療の手引き.

■北海道大学大学院医学研究科産科・生殖医学分野講師／北海道大学病院産科・周産母子センター病棟医長　**森川　守**

3 心疾患合併妊娠

心疾患合併妊娠ってなに？

非妊時

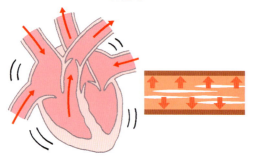

心臓の拍動に合わせ、血液が循環します。血管の中を勢いよく血液が流れ、血管抵抗性が十分にあります。

妊娠時

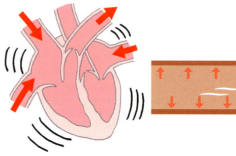

循環血液量が増加するため心拍出量が増え、心臓の負担が増します。血管が拡張して血管抵抗性が低下するとともに、凝固亢進に傾きます。

心疾患のない女性

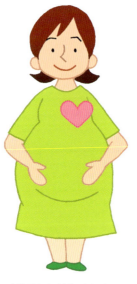

妊娠適応があります。

心疾患のある女性

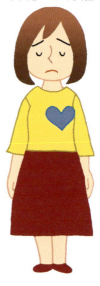

妊娠適応できない場合があります。

治療はどうするの？　赤ちゃんへの影響は？

　心疾患合併妊娠に対して定まった治療法はありません。心疾患の種類や重症度によって治療法は異なっています。薬物療法（利尿薬、降圧薬、抗不整脈薬、抗凝固薬）を中心に治療を行いますが、大動脈解離、細菌性心内膜炎、心筋梗塞などの病気が新たに発生した場合や、薬物療法で治療が困難な頻脈性不整脈がある場合などは、外科手術やカテーテル治療などの侵襲的治療が必要となることがあります。

　薬物治療については、胎児毒性や催奇形性のある薬物があるので、担当の医師とよく相談し薬物を選択してください。自己判断で薬物治療を中断することは重大な心疾患の悪化を招くことがあるため危険です。

どんなことに気を付けて生活したらいいの？

　心疾患の種類や重症度を把握することが大切です。軽度でリスクの低い心疾患であれば、日常生活は一般妊婦と同じように過ごすことができます。中等度または高度のリスクを持つ心疾患の場合は、妊娠によって悪化することもあり、日常生活の制限や入院での観察が必要になる場合があります。

　循環器科や産婦人科の医師とよく相談し、自分が持っている心疾患の種類や重症度を理解することが大切です。

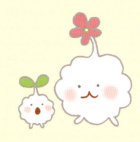

病態生理

　心疾患合併妊娠の病態生理を理解するうえで、妊娠と分娩による血行動態の変動を知ることが最も重要です。心疾患患者ではこの変動に対応できない可能性があり、心疾患の増悪を招く場合があります。

　妊娠初期から中期にかけて、心拍出量は増加しますが、末梢血管抵抗は大幅に低下します。末梢血管抵抗の低下に伴い、血圧は妊娠中期にかけて低下しますが、妊娠後期には上昇します。循環血液量は、30週前後に妊娠前の約1.5倍に増加します。循環血液量の増加によって肺血流は増加しますが、肺動脈圧は増加せず維持されます。血液学的には、妊娠によって凝固亢進、線溶抑制に傾くため、妊娠中の血栓症のリスクは6〜11倍に増加します。

　分娩中の循環動態はより急激に大きく変動します。子宮収縮が起こると、子宮内から下大静脈へ血液が移動し、静脈還流量は300〜500mL増加し心拍出量は増加します。子宮収縮による痛みによって、交感神経が賦活化され、内因性カテコラミンが分泌されるため、細動脈は収縮し、血圧は上昇します。また、静脈還流量の上昇や交感神経の賦活化により不整脈が誘発されやすくなります。分娩が終了するまでこれらの変化が数時間〜十数時間持続します。

　例えば、閉塞性肥大型心筋症合併妊娠では、左室流出路狭窄が軽度の場合には合併症は少ないですが、高度に狭窄していた場合は循環血液量の増加に対応できなくなり、肺静脈還流のうっ滞による肺水腫を発症することがあります。また、妊娠、分娩中は交感神経が賦活化するため頻脈性不整脈が増加しやすくなります。

　機械弁置換術後の妊娠では、妊娠中は凝固亢進状態となるため非妊時以上に血栓症のリスクが高くなります。そのため、抗凝固療法が必要となりますが、ワルファリンカリウムは胎児移行性を有するため、ヘパリンへの切り替えが必要となります。

　このように妊娠・分娩による生理学的変化と心疾患の種類と重症度を組み合わせ、個別に病態生理を組み立てることが重要です。

妊娠期の管理

　妊娠許可に関して一定の基準はありません。日本循環器学会の『心疾患患者の妊娠・出産の適応、管理に関するガイドライン』で示されている妊娠の際に厳重な注意を要する、あるいは、妊娠を避けることが強く望まれる心疾患を表1に示しました[1]。

　心疾患を有する女性が妊娠した場合は、経胸壁超音波検査、十二誘導心電図、24時間心電図、脳性ナトリウム利尿ペプチド（brain natriuretic peptide；BNP）測定などにより重症度の評価を行います。これらの検査は循環動態の変化が始まる妊娠初期、循環血液量がピークに達する妊娠28〜30週、そして分娩前の妊娠36週前後に計画的に行います[2]。特に初期の検査では妊娠・分娩時のリスクを予測し、管理方針を決定するうえで重要です。

　軽症心疾患の場合（NYHA分類Ⅰ度など）は、妊娠・分娩リスクは比較的低く、循環器医のコン

サルテーションを受けつつ管理します。

中等症以上の心疾患（NYHA分類Ⅱ度以上、チアノーゼ性疾患の修復術後など）では、妊娠・分娩時に心血管系合併症を生じる場合があり、胎児リスクも高くなります。従って、中等症以上の心疾患を有する場合は循環器医による対応が可能な施設で妊娠・分娩管理を受けることが推奨されます[3]。

心疾患の悪化により妊娠継続が困難と判断された場合は早産になることがあり、新生児医療ができる施設での分娩が望ましいです。

分娩期の管理

分娩方法の選択は、『心疾患患者の妊娠・出産の適応、管理に関するガイドライン』（日本循環器学会）、『European Society of Cardiology（ESC）Guidelines on the management of cardiovascular diseases during pregnancy』（ヨーロッパ心臓病学会）などを参考に検討します。日本のガイドラインでは、心機能低下、血圧変動がきっかけで循環動態が破綻しやすい場合（マルファン症候群、フォンタン術後など）、肺高血圧、コントロールが困難な不整脈、機械弁、チアノーゼを有する場合は帝王切開の適応と考えられています[1]。また、経腟分娩を選択した場合、頻脈性不整脈、虚血性心疾患、逆流性弁疾患、僧帽弁狭窄症などの心疾患は、母体心負荷を軽減させるため硬膜外鎮痛の適応を検討します[1]。

分娩は、感染性心内膜炎のリスクです。経腟分娩後の菌血症の頻度は0〜5％と低いですが、心疾患で感染を起こした場合の重大性と抗菌薬の費

表1 妊娠の際に厳重な注意を要する、あるいは、妊娠を避けることが強く望まれる心疾患

肺高血圧症 （アイゼンメンゲル〔Eisenmenger〕症候群）
流出路狭窄 （大動脈弁高度狭窄平均圧＞40〜50mmHg）
心不全 （NYHA分類Ⅲ〜Ⅳ度、左室駆出率＜35〜40％）
マルファン症候群（上行大動脈拡張期径＞40mm）
機械弁
チアノーゼ性心疾患（動脈血酸素飽和度＜85％）

「心疾患患者の妊娠・出産の適応、管理に関するガイドライン」（2010年改訂版）http://www.j-circ.or.jp/guideline/pdf/JCS2010niwa.h.pdf（2014年11月26日閲覧）

用を比較した場合、抗菌薬投与を否定する根拠はありません。日本の先天性心疾患に関する心内膜炎の調査での死亡率は8.8％と高く、分娩時は感染性心内膜炎予防のために抗菌薬投与が推奨されます。表2に抗菌薬予防投与を必要とする手技を示しました[1]。

産褥期の管理

心血管合併症なく妊娠・分娩を終了した場合でも、産褥期に心疾患が悪化することは少なくありません。約1.5倍に増加していた循環血液量が、分娩後1〜2週間で急速に減少します。この急激な循環動態の変化に適応できない場合、不整脈の増加、心機能低下などをきたします。

分娩後しばらくは凝固が漸次亢進し、分娩・帝王切開術後の安静臥床、脱水などにより血栓症のリスクが増加します。心機能が低下している場合などは特にリスクが高く、抗凝固療法を検討します。

表2 感染性心内膜炎の予防

Class I 特に重篤な感染性心内膜炎を引き起こす可能性が高く、予防が必要であると考えられる心疾患	生体弁、同種弁を含む人工弁置換後 感染性心内膜炎の既往 複雑性チアノーゼ性先天性心疾患（未手術、姑息術、修復術後） 体肺短絡術後
Class IIa 感染性心内膜炎を引き起こす可能性が高く、予防が必要であると考えられる心疾患	多くの未修復先天性心疾患、術後遺残病変のある先天性心疾患 後天性弁膜症 閉塞性肥大型心筋症 弁逆流を伴う僧帽弁逸脱
Class IIb 感染性心内膜炎を引き起こす可能性が必ずしも高いと証明されていないが、予防を行う妥当性が否定できない心疾患	人工ペースメーカあるいは植込み型除細動器（ICD）植込み術後 長期にわたる中心静脈カテーテル留置

「心疾患患者の妊娠・出産の適応、管理に関するガイドライン」（2010年改訂版）http://www.j-circ.or.jp/guideline/pdf/JCS2010niwa.h.pdf（2014年11月26日閲覧）

退院指導

　妊娠が終了し、妊娠前の状態に戻るためには約6～8週を要します。また、授乳・育児は比較的運動強度の高い行為であるため、授乳・育児による心負荷のため心疾患が悪化することがありま

す。そのため、中等度以上のリスクの心疾患を有する場合は、少なくとも産褥6～8週間は定期的な観察が必要です。息切れ、動悸など、疾患によって留意すべき症状を説明し、症状を認めた場合には早期に受診するように指導します。

保健指導のポイント

- 患者自身が有している心疾患の種類、重症度を知ってもらいましょう。
- 疾患によって注意する症状を伝え、症状がある場合は早期受診することを説明します。

引用・参考文献

1) 日本循環器学会. 心疾患患者の妊娠・出産の適応、管理に関するガイドライン（2010年改訂版）. 85p.
2) 吉松淳. 心疾患合併妊婦. 周産期医学. 44（3）, 2014, 341.
3) 丹羽公一郎. "心疾患罹病女性の出産前管理". 心疾患と妊娠・出産. 丹羽公一郎監訳. 東京, メディカルビュー社, 2010, 55-66.

■国立循環器病研究センター周産期科・婦人科　田中博明　同部長　吉松　淳

4 甲状腺疾患合併妊娠

バセドウ病の影響

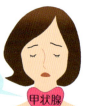

TRAbの刺激で母体甲状腺機能亢進

胎盤を通過

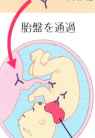

胎盤移行したTRAbの刺激で胎児も甲状腺機能亢進

妊婦さんへの影響
- 流産・早産
- 死産
- 妊娠高血圧症候群
- 妊娠糖尿病

赤ちゃんへの影響
- 胎児発育不全
- 甲状腺腫
- 頻脈→心不全

気管・食道の圧迫により羊水を飲み込めず、羊水過多から切迫早産となる可能性もあります。

橋本病の影響

TPOAb、TgAbによる慢性炎症より甲状腺細胞数の減少が起こり、母体甲状腺機能低下

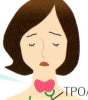

母体由来の甲状腺ホルモン減少

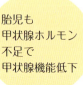

胎児も甲状腺ホルモン不足で甲状腺機能低下

妊婦さんへの影響
- 流産・早産
- 妊娠高血圧症候群
- 常位胎盤早期剥離
- 分娩後出血

赤ちゃんへの影響
- 精神神経発達へ影響する可能性

胎児甲状腺が機能しはじめる妊娠20週ごろまでは、特に母体由来の甲状腺ホルモンに依存しています。

第2章 合併症妊娠

甲状腺疾患合併妊娠ってなに？

妊婦さんにとって問題となりうる甲状腺疾患には、バセドウ病や慢性甲状腺炎（橋本病）があります。どちらも自分の甲状腺に対して過剰に免疫が反応して起こる病気です。いずれも流産・早産、胎児発育不全、妊娠高血圧症候群などの合併症を引き起こすリスクがあるため、適切な管理が必要となります。

治療はどうするの？ 赤ちゃんへの影響は？

●バセドウ病

妊娠前から抗甲状腺薬の内服などで甲状腺機能をコントロールしておくことが重要です。難治性の場合や抗甲状腺薬に重い副作用がある場合には、手術で甲状腺を摘出したり、アイソトープ治療（^{131}I内用療法）で甲状腺を小さくしたりすることもあります。ただし、アイソトープ治療後は胎児の放射線被曝の点から6カ月間は妊娠しないように勧告されているので注意が必要です。

抗甲状腺薬にはチアマゾール（MMI、メルカゾール®）とプロピルチオウラシル（PTU、プロパジール®またはチウラジール®）の2種類があり、MMIのほうが効果、副作用、1日の内服回数の面で優れていることから、妊娠初期以外には第一選択として使用されています。しかし、妊娠初期（妊娠15週くらいまで）のお母さんのMMI内服により赤ちゃんに比較的まれな種類の形態異常が出る頻度が上がることがわかっているので、妊娠前あるいは妊娠したらなるべく早くPTUや無機ヨウ素に変更する必要があります。

●橋本病

甲状腺機能低下症の場合にはレボチロキシンナトリウム水和物（LT$_4$、チラーヂン®S）という甲状腺ホルモンの内服治療を十分に行います。特に妊娠5〜15週にかけて甲状腺ホルモンの需要量は約1.4倍に増大するといわれているので、妊娠成立後に内服薬の増量が必要となることが多いです。

どんなことに気を付けて生活したらいいの？

妊娠中だけでなく、妊娠前から病院にきちんと通って甲状腺機能のコントロールを行っておくことが重要です。妊娠初期に薬を変更したり増量したりする必要があることも多く、計画妊娠や妊娠確認を早期に行うなどの工夫をしましょう。また産後は約1年間、甲状腺機能亢進症や低下症を繰り返す可能性も高いため、体調が悪いときには病院を受診しましょう。

4
甲状腺疾患合併妊娠

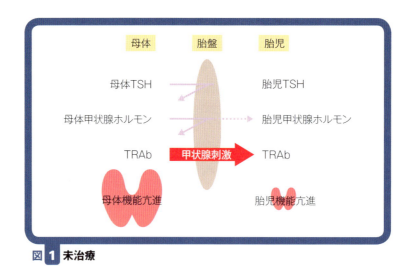

図1 未治療

病態生理

妊婦に問題となる甲状腺疾患には、バセドウ病や慢性甲状腺炎（橋本病）があります。バセドウ病では甲状腺刺激ホルモン（TSH）受容体抗体という抗体が産生され、その抗体が甲状腺を刺激して甲状腺機能亢進症となります。橋本病では甲状腺の慢性炎症によって甲状腺機能低下症となる可能性があります。いずれの病気も抗甲状腺ペルオキシダーゼ抗体（TPOAb）や抗サイログロブリン抗体（TgAb）という甲状腺自己抗体が陽性になることがほとんどです。

胎児甲状腺は妊娠12週くらいから機能しはじめ、妊娠20週には胎児下垂体-甲状腺系はほぼ完成します。TSHは胎盤を通過しませんが、母体甲状腺ホルモン・LT_4は一部が通過するとされています。また、TSH受容体抗体（TRAb）および抗甲状腺薬・無機ヨウ素は胎盤を通過します。MMIとPTUの胎盤通過性に差はなく、胎児甲状腺機能抑制作用も両者で違いはないとされています。

バセドウ病

▍未治療（図1）

母体のTRAbは胎盤移行し、妊娠20週以降は胎児の甲状腺も刺激するため、母体とともに胎児も甲状腺機能亢進症になりえます。

▍抗甲状腺薬・無機ヨウ素内服中（図2）

母体の甲状腺機能亢進症の治療をうまく行えば、同時に胎児の治療ともなります。胎児甲状腺が完成した妊娠20週以降、抗甲状腺薬は母体より胎児の甲状腺機能をより強く抑制するため、母体の甲状腺機能（FT_4値）を非妊時の基準値の上限もしくはやや高値にすると、多くの場合は胎児の甲状腺機能を正常に保つことができるといわれています。

▍手術・アイソトープ治療後（図3）

母体が手術やアイソトープ治療などで甲状腺を小さくする治療を行っている場合は、母体甲状腺機能は正常～低下状態となります。TRAbが母体血中に抗力価（＞10IU/L）で残存している際に

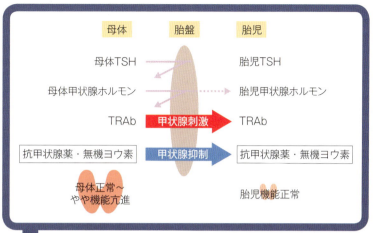

図2 抗甲状腺薬・無機ヨウ素内服中

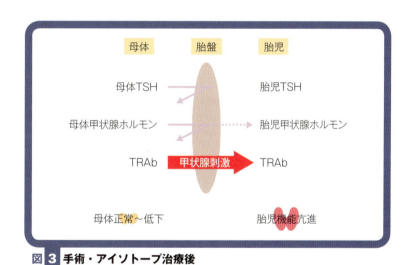

図3 手術・アイソトープ治療後

は、胎盤移行により胎児のみ甲状腺機能亢進症（胎児バセドウ）となることがあります。

手術・アイソトープ治療後の胎児治療中（図4）

胎児バセドウ発症の際には、胎児治療目的で母体に抗甲状腺薬（MMI、PTU）を投与しますが、母体はむしろ甲状腺機能低下症となるため、LT_4補充により母体・胎児ともに甲状腺機能正常となるように治療します。

阻害型TSH受容体抗体強陽性の場合

非常にまれですが、阻害型TSH受容体抗体が強陽性で甲状腺萎縮を伴う母体甲状腺機能低下症があります。この場合も同抗体の胎盤移行により胎児甲状腺に作用しますが、甲状腺腫大のない胎児甲状腺機能低下症になることがあります。

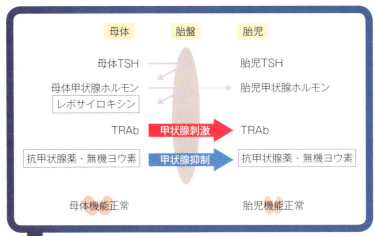

図4 手術・アイソトープ治療後の胎児治療中

妊娠期の管理

バセドウ病

妊娠前～初期の管理

妊娠前からコントロールされているバセドウ病は妊娠中に軽快し、抗甲状腺薬の減量・中止が可能な場合が多いので、バセドウ病による周産期合併症を防ぐためには、妊娠前から十分にコントロールしておくことが重要です。従って非妊時および妊娠16週以降は、効果や副作用の点からMMIを第一選択として使用します。

最近、妊娠初期のMMIの胎児への曝露は、頭皮欠損、食道閉鎖と気管食道瘻、後鼻孔閉鎖、臍腸管遺残、臍帯ヘルニアなどの組み合わせを示す奇形症候群（チアマゾール奇形症候群）と関連していることが明らかにされました。日本では特に臍腸管関連奇形と臍帯ヘルニアとの関連性が強いことが報告されていることから[1,2]、妊娠初期は可能な限りMMIの継続を避けるべきであると考えられます。妊娠前管理は、MMIの催奇形性リスクとPTUの重篤な副作用や効果不確実であるリスクの両者を最小限にして良好な甲状腺機能のコントロールを目指す必要があるので、個々の症例に応じた治療法の選択が望まれます。

現在、国内で「妊娠初期に投与されたMMIの妊娠結果に与える影響に関する前向き研究（POEM Study）」が多施設で行われていますが[2]、妊娠判明後のMMIの中止・変更でよいのかという点を中心に2015年の最終解析で明らかにされる予定です。

妊娠20週以降の管理

胎児甲状腺が完成する妊娠20週以降、胎盤移行した抗甲状腺薬は母体より胎児の甲状腺機能をより強く抑制する傾向があります。妊娠後期はFT_4値を非妊時の正常上限付近に維持することで胎児の甲状腺機能低下を避けるといわれていますが、この場合、母体は明らかな甲状腺機能亢進状態になります。妊娠高血圧症候群、糖代謝異常、切迫早産などを合併する場合は、母体のFT_4、FT_3値の正常化を優先させる必要があり、その場

合は胎児甲状腺機能低下症となる可能性があるので注意が必要です。

無機ヨウ素をバセドウ病の治療に用いた際の胎児の甲状腺機能抑制作用は抗甲状腺薬より弱いとの報告があります[3]。無機ヨウ素の母体への副作用はまれで即効性があることから、軽症の場合は1日10〜50mgのヨウ化カリウム投与により様子をみることもありますが、母体への効果は不確実といわれており、一般的な治療とはいえません。

妊娠後期の管理

多くのバセドウ病合併妊娠において、妊娠中にTRAbは低下しますが、妊娠後期になってもTRAb 10 IU/L以上かつTSH受容体刺激抗体（TSAb）900％以上の場合には胎児・新生児バセドウ発症の可能性が高く[4]、胎児甲状腺機能にも留意した妊娠管理を行い、新生児科医との連携も重要となります。特に術後やアイソトープ治療後の場合は、母体の甲状腺機能が胎児の甲状腺機能の指標にならないため胎児甲状腺機能評価が重要となり、経験のある産科医への相談が必要です。

胎児の甲状腺機能評価

胎児の甲状腺機能評価については、臍帯穿刺という方法も考えられますが、侵襲的でリスクを伴うことから、非侵襲的な方法として超音波検査を用いた胎児甲状腺機能評価を行います。胎児頻脈、胎児発育不全、甲状腺腫、甲状腺血流分布、骨成熟度などを指標として評価します。

胎児頻脈はFHR 160bpm以上を陽性所見とします。甲状腺腫は左右の総頸動脈が対称に描出できる胎児頸部横断面において、最大となる甲状腺周囲径を気管を含めTrace法にて測定し[5]、妊娠週数ごとの正常値の95th以上を陽性所見としま

す。日本人は米国人より2割程度大きく、95th値は20週で40.6mm、30週で67.1mmと報告されています[6]。骨成熟度は、大腿骨・脛骨を斜めに描出し、大腿骨遠位端・脛骨近位端の骨化中心を母体腹壁に垂直な前後径として計測します[7]。妊娠30週で大腿骨遠位端が3mm以上または妊娠34週で脛骨近位端が3mm以上の場合は骨成熟亢進、妊娠34週で大腿骨遠位端の骨化を認めない場合には骨成熟遅延と考えます。

以上の指標をもとに、胎児頻脈、胎児発育不全、甲状腺腫、甲状腺血流びまん性増加、骨成熟亢進を認める場合は胎児甲状線機能亢進症を疑います。

橋本病

米国ガイドラインに沿った妊娠中の管理として、妊娠13週までは4週ごとに、その後は妊娠26〜32週に一度FT$_4$、TSHの測定を行い、妊娠13週まではTSH 2.5μIU/mL未満、妊娠14週以降はTSH 3.0μIU/mL未満を目標にLT$_4$補充量の調整を行うことが推奨されています。

分娩期の管理

甲状腺機能がコントロールされていれば特別に注意することはありません。未治療、コントロール不良の場合には、頻脈、発熱、消化器症状、意識障害など、甲状腺クリーゼの症状に注意して管理を行います。

産褥期の管理

バセドウ病合併妊娠の授乳に関しては、1日

10mg以下のMMI、1日300mg以下のPTUであれば、完全母乳であっても赤ちゃんの甲状腺機能に影響はないことがわかっています。それ以上の内服量の場合には内服から6時間まではミルクとするか、赤ちゃんの甲状腺機能のチェックを行います。欧米ではPTUの重篤な肝障害を理由に授乳中も第一選択薬はMMIとなっています。また授乳中の母体への無機ヨウ素投与に関して、母乳中はヨウ素が濃縮されてしまうため、極力避けるか、やむをえない場合には児の甲状腺機能のチェックを行う必要があります。

橋本病合併妊娠のLT$_4$投与量に関しては、分娩後は妊娠前の投与量に減量します。甲状腺自己抗体陽性の場合、高率に産後甲状腺炎を起こし、産後2～3カ月で甲状腺機能亢進症となり、6カ月前後に甲状腺機能低下症となることが多いため、その時期に甲状腺機能をチェックすることが推奨されています。

退院指導

母体は産後約1年間、甲状腺機能亢進症および低下症を繰り返す可能性があり、症状に注意しましょう。亢進症は動悸、全身倦怠感、発汗増加や体重減少など、低下症は眠気、むくみ、寒がり、便秘などの症状があります。

高用量の抗甲状腺薬を内服しながら授乳をする方などは、特に注意して赤ちゃんの状態をみておきましょう。ミルクの飲みが悪い、元気がないなどの場合には、甲状腺機能異常となっている可能性もあるので、医療機関に相談するように指導します。

保健指導のポイント

妊娠中は赤ちゃんへの影響を心配して、薬を自己中断してしまう妊婦さんもいるかもしれません。甲状腺疾患合併妊娠に関係する薬のうち催奇形性が報告されているものはMMIのみであり、妊娠16週以降は問題なく内服できることがわかっていますし、PTUや無機ヨウ素などの代わりとなる薬もあります。治療中断により甲状腺機能のコントロールが不良となるほうが合併症に伴い母児の予後を悪くしてしまう可能性があり、適切な治療を継続するよう指導をすることが重要です。

授乳に関しても、薬の量によっては完全母乳も可能であり、妊娠中と同様に治療を続けることが重要であることを伝えましょう。

第2章 合併症妊娠

||||引用・参考文献

1) Yoshihara, A. et al. Treatment of graves' disease with antithyroid drugs in the first trimester of pregnancy and the prevalence of congenital malformation. J. Clin. Endocrinol. Metab. 97(7), 2012, 2396-403.

2) Arata, N. Pregnancy outcomes of exposure to methimazole (POEM) study. Nihon Rinsho. 70(11), 2012, 1976-82.

3) Momotani, N. et al. Effects of iodine on thyroid status of fetus versus mother in treatment of Graves' disease complicated by pregnancy. J. Clin. Endocrinol. Metab. 75(3), 1992, 738-44.

4) Momotani, N. Power of TSAb/TBⅡ in diagnosing fetal thyrotoxicosis and predicting neonatal hyperthyroidism. Thyroid. 17(S1), 2007, S-66.

5) Ranzini, AC. et al. Ultrasonography of the fetal thyroid : nomograms based on biparietal diameter and gestational age. J. Ultrasound Med. 20(6), 2001, 613-7.

6) 林聡. 自己抗体関連胎児・新生児疾患の管理指針の作成に関する研究：胎児エコーによる甲状腺機能異常の診断方法の確立. 厚生労働科学研究費補助金難治性疾患克服研究事業平成21年度総括・分担研究報告書. 2009, 71-4.

7) Goldstein, I. et al. Ultrasonographic assessment of gestational age with the distal femoral and proximal tibial ossification centers in the third trimester. Am. J. Obstet. Gynecol. 158(1), 1988, 127-30.

■国立成育医療研究センター周産期・母性診療センター臨床研究員 **兼重照未** 同母性内科医長 **荒田尚子**

4 甲状腺疾患合併妊娠

5 気管支喘息合併妊娠

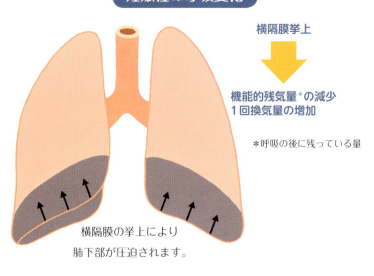

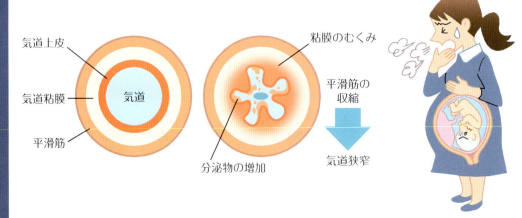

気管支喘息が妊娠に与える影響は？

妊娠してお腹が大きくなると胸部を圧迫し、呼吸回数は増加して血液中の二酸化炭素が減少するので、妊婦さんは軽度の息苦しさを自覚することがあります。頻回に喘息発作が起こると赤ちゃんにも酸素が届きにくくなり、早産や胎児に発育の遅れがみられることがあります。

基本的に妊娠前のコントロールの状態が妊娠中の発作に影響を与えやすいといわれていますが、妊娠中の気管支喘息は約30％が悪化、30％が軽快、40％が不変とされています。今まで安定していた喘息発作でも妊娠中に悪化することは十分に考えられるので、専門医の診察をきちんと受けるようにしましょう。

妊娠中の気管支喘息の治療は？

赤ちゃんへの影響を心配して処方された薬を中断してしまい、喘息発作を起こし、赤ちゃんに酸素が十分に届かなくなることがあります。一部の薬を除いては妊娠中の使用も勧められるので、自己判断による薬の中断は絶対にやめましょう。吸入ステロイド薬を使用していて赤ちゃんの奇形が増えるとはいわれていません。妊娠中は、喘息発作を起こさないことが最も大事です。もし発作の回数が増えたり、重い発作が起こったりしたら、速やかにかかりつけの医療機関を受診しましょう。また妊娠中や分娩の際に子宮を収縮させたり抑制させたりする薬で喘息の状態を悪化させてしまうこともあるので、現在の喘息の状態を担当の産婦人科医と共有しましょう。

●日々の発作予防

吸入ステロイドを中心として行います。喘息の重症度に応じて、ステロイドの量を増やしたり、シムビコート®やアドエア®のような長時間作用型β_2刺激薬の配合薬を一緒に使用したりします。

●発作の際には

発作の重症度に応じたステロイドの点滴やβ_2刺激薬の投与が必要となったりします。

どんなことに気を付けて生活したらいいの？

喘息発作を回避するために、できるだけアレルゲンとなるものは除去していきましょう。家ではほこり、ダニ、ペットの毛などを掃除して、アレルゲンの量を減らしましょう。またストレスは発作を誘発する一因といわれています。適度な気分転換やストレス発散を上手に行いましょう。

表1 ステップ分類と喘息合併妊娠における管理（NAEPR Report 2005）

	症状（昼、夜）、PEF	長期管理方法	次点治療法
Step 1 軽症間歇型	≦2日/週、PEF≧80% ≦2夜/月、PEFV＜20%	なし あるい低用量ICS継続	
Step 2 軽症持続型	＞2日/週、PEF≧80% ＞2夜/月、PEFV＜20〜30%	低用量ICS	＋SCG（インタール®） LTRA or テオフィリン
Step 3 中等症持続型	毎日、PEF＞60〜80% ＞1夜/週、PEFV＞30%	低用量ICS＋LABA or 中用量ICS＋LABA	＋テオフィリン or LTRA ICS増量＋経口LABA
Step 4 重症持続型	持続的、PEF≦60% 夜間頻回、 PEFV＞30%	高用量ICS＋LABA ＋全身ステロイド（PSL＜60mg/日）	＋テオフィリン ＋経口LABA

PEF：ピークフロー、PEFV：ピークフロー日内変動、ICS：吸入ステロイド、
LABA：長時間作用型β₂刺激薬、LTRA：抗ロイコトリエン薬、PSL：プレドニン

病態生理

喘息の病態

わが国における成人喘息の有病率は5.4%とされます[1]。喘息は気道の慢性炎症と気道過敏性の亢進で、種々の程度の気道狭窄を起こしますが、狭窄は自然あるいは治療により可逆性を示します。そのため喘息の治療は、気管支の炎症と気管支平滑筋の攣縮の双方を抑制することが重要となり、長期治療と発作治療の両方の観点から、気管支拡張薬と抗炎症薬の併用が効果的と考えられています。

2012年に『喘息予防・管理ガイドライン』[2]が提唱され、The Global Initiative for Asthma（GINA）で提示されている重症度を把握するための4段階のステップ分類に基づき、治療の4ステップを提示しています（表1）。

妊娠と喘息

一方、全妊娠の8〜13%に気管支喘息を合併します[3]。妊娠は喘息の増悪因子といわれていましたが、胎児への影響を心配しての喘息治療薬を中断したことによる喘息増悪も、背景にあると考えられています。

妊娠によって起こる呼吸機能の変化は子宮が増大することによる横隔膜の挙上、増加するプロゲステロン、酸素需要の増加です。横隔膜の挙上により、機能的残気量が20%ほど減少する一方、プロゲステロンによって呼吸中枢における二酸化炭素感受性が増加するため、1回換気量が増大し、さらに酸素需要の増加により呼吸数は増加します。こうした生理的呼吸機能の変化により、喘息発作時の血中酸素濃度の低下を招きやすく、その結果胎児の低酸素状態を引き起こすため、妊娠中は特に発作の予防が重要となります。

最近のメタ解析では喘息合併は、低出生体重児、不当軽量児（small-for-dates；SFD）、妊娠高血圧腎症、早産のいずれに対してもリスク因子となります。しかし、妊娠中の積極的な喘息管理によって、早産リスクは低下し有意差がなくなるといわれています[4]。

また喘息コントロールの程度によって、合併症発生リスクが変化すると報告されています。軽症、中等症、重症に分類すると、軽症では有意差を認めませんが、中〜重症の喘息では低出生体重児、SFD、早産のリスクが上昇するとされます。

また妊娠中の喘息増悪や経口ステロイドによる管理例では、低出生体重児、SFD、早産のリスクが上昇するとされます[5]。日本での多施設共同研究においても、気管支喘息治療を含む経口・吸入ステロイドは早産危険因子として報告されました[6]。しかし、ガイドラインの普及により、気管支喘息や自己免疫疾患にステロイド投与が広く行われていることから、これらのリスク上昇はステロイドに起因するのか原疾患によるのかは不明です。

妊娠中の管理

通常の発作予防管理（表1）

最近、全米喘息教育予防プログラム（National Asthma Education and Prevention Program；NAEPP）では妊娠中の喘息管理に関するガイドラインを示しています[7]が、妊娠中の喘息治療は通常のガイドラインに記載されている内容とほとんど変わりません。吸入ステロイド薬を中心としたケアは長期管理と発作予防に有用であるとされています。基本治療には吸入ステロイド薬が低用量から高用量で各ステップに導入され、そこに重症度に応じて長時間作用型 β_2 刺激薬（LABA）、抗ロイコトリエン薬（LTRA）、テオフィリン徐放製剤を併用します。

妊婦における喘息の長期管理では、吸入ステロイドを中心として、ステップ2や3においてはLABAの配合薬の吸入を追加することを推奨しています。吸入ステロイド、テオフィリン、短時間作用型 β_2 刺激薬は先天奇形、妊娠高血圧症候群、早産、低出生体重児のリスクを上昇させないと報告されています[8]。妊娠初期の経口ステロイドは口唇口蓋裂のリスクを上昇させますが、その絶対値は低く（0.1→0.3％）、添付文書上、有益性投与とされています[8]。LABAに関するデータは少ないのですが、先天奇形、早産、低出生体重児が増加するとの報告はありません。LTRAのザフィルルカストやモンテルカストナトリウムでは、動物実験による先天奇形の報告はないものの、吸入ステロイドやLABAを上回るデータがないので、吸入ステロイドとLABAが基本的治療となっています[8]。

妊娠中の発作の対応

喘息発作（急性増悪）はその強度によって、小発作（軽度）、中発作（中等度）、大発作（重度）に分類されます。正確にはピークフローやSpO$_2$によって判断されますが、苦しいが横になれるのは小発作、横になれない呼吸困難は中発作、苦しくて動けないのは大発作とおおまかに分類できます。小発作以下では短時間作用型 β_2 刺激薬を吸入させます。半日以上小発作が持続している場合には中発作に準じた対応が必要となります。小発作は自宅治療が可能な場合も多いですが、中発作以上では救急外来への受診が勧められます。中・大発作では胎児も低酸素血症となっている可能性が高いため、呼吸器・アレルギー専門医へのコンサルテーションを行います[9]（表2）[2,9]。

発作の治療に関しては妊娠中でも通常の成人同

表2 喘息合併妊娠における急性増悪の治療 （文献2, 9より作成）

	症状	検査値	β₂刺激薬吸入	ボスミン少量	アミノフィリン	ステロイド点滴	酸素
軽度	横になれる	PEF＞80％	◎		○内服	△内服	○
中等度	横になれない	PEF＞60％ SpO₂＜95％	◎ ＊		○	◎	◎
高度以上	動けない 会話困難	PEF＜60％ SpO₂＜90％	○ ＊	△	○	◎	◎

◎：必須薬、○：望ましい併用薬、△：使用可、＊他に抗コリン薬吸入併用も有用である

表3 喘息合併妊娠の発作時の対応のポイント
（文献8より引用）

治療介入は速やかに行う

母体と胎児のモニタリングを継続的に行う

SpO₂＞95％を維持

PaCO₂＞40mmHgを回避

左側臥位をとる

飲水ができない場合は点滴を行う（125mL/h）

エピネフリン（ボスミン®）はアナフィラキシーのときにのみ使用

通常より早めに気管挿管を考慮する

（筆者訳）

様ですが、2007年のBMJ（British Medical Journal）にまとめられた妊婦の喘息発作の注意点を表3に示します[8]。また追加として、中発作以上や小発作が遷延している場合にはステロイドの全身投与をためらってはなりません。ステロイドの全身投与はプレドニン®で1日60mgまで使用可能とされています。またエピネフリン（ボスミン®）の投与は、胎盤や児への血流を低下させる可能性があるため極力使用しません。もし大発作以上で必要な場合は0.05〜0.1mL程度の少量の皮下注射にとどめ、必ず酸素投与を併用します。最後にアミノフィリン（ネオフィリン®）の血中濃度は8〜12μg/mLを目標とし、血中濃度上昇には十分に注意します[7]。

切迫早産になったら

通常使用する切迫早産の第一選択薬のリトドリン塩酸塩は気管支拡張作用も有しており、気管支喘息妊婦にも使用可能です。同様に硫酸マグネシウムも使用可能です。

分娩期の喘息

陣痛や分娩で、喘息発作の増強はないとされています。数カ月前までに経口ステロイドが投与されている産婦には、ステロイドカバー（50〜75mg/日、1〜2日）を検討します[8]。陣痛誘発ないし促進に使用するプロスタグランジンF₂ₐ製剤は、気管支平滑筋を収縮させるため禁忌です。また児娩出後に使用する子宮収縮薬のメチルエルゴメトリンマレイン酸塩は、添付文書上には気管支喘息の記載はありませんが、米国産婦人科学会（The American College of Obstetricians and Gynecologists；ACOG）のPractice Bulletinには、麦角薬が気管支平滑筋を攣縮させる危険があると記載されており、使用には注意を要します[10]。

産褥期の喘息

産褥期に喘息発作が増加するとは報告されていません。妊娠中に増悪しても産褥3カ月以内に妊娠前の状態まで回復することが多いです。喘息治療薬と授乳に関してはほとんどの薬が問題なく使用できますが、テオフィリンや抗ヒスタミン薬によって児に易刺激性や傾眠傾向の報告があります[8]。鎮痛薬は気管支収縮作用のある非ステロイド性抗炎症薬（NSAIDs）は避け、比較的安全なアセトアミノフェンを使用することが望ましいです。

保健指導のポイント

喘息の治療薬の多くは妊娠中も使用できるので、妊娠中も吸入ステロイドを中心とした基本的治療は続けましょう。薬の自己中断によって発作が起こってしまい、胎児に酸素が十分に届かなくなることが、最も心配であることを理解しましょう。普段からの発作の予防（アレルゲンの除去）や禁煙が大事です。

万が一発作が起こったときは、速やかに主治医を受診して治療を受けましょう。

引用・参考文献

1) 厚生労働省．成人喘息の疫学，診断，治療と保健指導，患者教育．http://www.mhlw.go.jp/new-info/kobetu/kenkou/ryumachi/dl/jouhou01-07.pdf
2) 日本アレルギー学会喘息ガイドライン専門部会監修．喘息予防・管理ガイドライン2012．東京，協和企画，2012，288p．
3) Kwon, HL. et al. Asthma prevalence among pregnant and childbearing-aged women in the United States : estimates from national health surveys. Ann. Epidemiol. 13(5), 2003, 317-24.
4) Murphy, VE. et al. A meta-analysis of adverse perinatal outcomes in women with asthma. BJOG. 118(11), 2011, 1314-23.
5) Namazy, JA. et al. Effects of asthma severity, exacerbations and oral corticosteroids on perinatal outcomes. Eur. Respir. J. 41(5), 2013, 1082-90.
6) Shiozaki, A. et al. Multiple pregnancy, short cervix, part-time worker, steroid use, low educational level and male fetus are risk factors for preterm birth in Japan: a multicenter, prospective study. J. Obstet. Gynaecol. Res. 40(1), 2014, 53-61.
7) National Heart, Lung, and Blood Institute ; National Asthma Education and Prevention Program Asthma and Pregnancy Working Group. NAEPP expert panel report. Managing asthma during pregnancy : recommendations for pharmacologic treatment-2004 update. J. Allergy. Clin. Immunol. 115(1), 2005, 34-46.
8) Rey, E. et al. Asthma in pregnancy. BMJ. 334(7593), 2007, 582-5.
9) 谷口正実．"喘息発作"．産婦人科当直医マニュアル．臨床婦人科産科増刊．東京，医学書院，67(4)，2013，222-8．
10) American College of Obstetricians and Gynecologists. Asthma in pregnancy. ACOG Practice Bulletin No.90. Obstet. Gynecol. 111(2), 2008, 457-64.

■順天堂大学医学部産婦人科学講座准教授　山本祐華

6 子宮筋腫合併妊娠

子宮筋腫とは

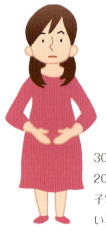

30歳以上の女性の20～30％に子宮筋腫があるといわれています。

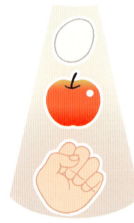

子宮は筋腫ができると、
ガチョウの卵大
リンゴ大
大人の握りこぶし大

など、徐々に大きくなります。

子宮筋腫が妊婦さんに及ぼす影響

子宮筋腫の位置で、妊娠・分娩への影響も変わります。

子宮口付近など、胎児の産道の通過を妨げる位置にある場合

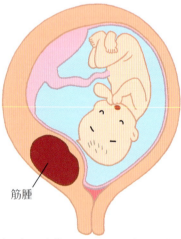

筋腫

帝王切開分娩になることもあります。

胎盤付着部直下にある場合

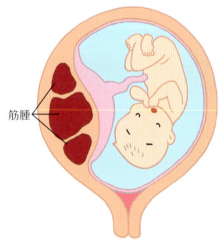

筋腫

常位胎盤早期剥離を起こすことがあります。

子宮筋腫合併妊娠ってなに？

子宮筋腫は、婦人科の病気のなかでも最も一般的な疾患の一つです。30歳以上の女性の20～30％に子宮筋腫があるといわれています。子宮は、大部分が平滑筋という筋肉でできていますが、その筋肉から発生したこぶ（腫瘍）のうち、良性のものを筋腫といいます。

成人女性の子宮は、ニワトリの卵の大きさですが、そこに筋腫ができると徐々に子宮が大きくなり、時には成人の頭より大きくなることもあります。また、個数も1個とは限らず、数個から無数に存在する場合もあります。妊娠時に子宮筋腫が存在するものを子宮筋腫合併妊娠といいます。

治療はどうするの？　赤ちゃんへの影響は？

妊娠で初めて産婦人科を受診して、筋腫が見つかることはよくあります。妊娠すると女性ホルモンがたくさん作られるようになりますが、このホルモンの働きによって子宮が大きくなっていくのと同時に、筋腫も大きくなります。特に妊娠前期には女性ホルモンが急に増えるため、筋腫も急激に大きくなります。妊娠中期になると、弾性のある硬い腫瘤であった筋腫は、多くの場合やわらかく変化し、周囲の子宮の一部のようになってきます。したがって、筋腫のほとんどは、胎児の発育や分娩に支障はないと考えられており、一般的に分娩週数や児体重に差はみられません。しかし、子宮筋腫合併妊娠の場合、筋腫がない妊婦さんに比べて、流産、早産、常位胎盤早期剥離などになりやすいといわれています。また、分娩時に、陣痛異常や異常出血、分娩停止、帝王切開の頻度も増加します。

妊娠中に胎児を残したまま筋腫核出の手術をすることはできますが、手術による流産、早産の危険性があるため、一般的には勧められていません。しかし、妊娠中にたびたび下腹部痛が起こったり、筋腫の場所によっては赤ちゃんが産道を通過できずに結局帝王切開になったりと、合併症を覚悟しなければならず、手術するかしないかは、主治医と相談するほうがよいでしょう。

どんなことに気を付けて生活したらいいの？

妊娠中に筋腫が見つかっても日常生活に制限はありませんが、妊娠中に筋腫への血液の流れが悪くなると、筋腫部位に一致した痛みが出る場合があります。急にお腹が痛くなったら、まず医師の診察を受けてください。多くの場合、1～2週間程度で痛みは治まりますが、鎮痛薬や子宮収縮抑制薬が必要になる場合もあります。

病態生理

主な症状

妊娠の高年齢化と超音波検査などの診断技術の向上に伴い、子宮筋腫合併妊娠の頻度は増加しています。子宮筋腫が妊娠に合併する頻度は1.4～3.9％と報告されており[1]、妊娠・分娩・産褥の経過中に起こる主なトラブルとして、①筋腫の変性・感染に伴う疼痛や切迫流・早産、②常位胎盤早期剝離、③胎位・胎勢異常、④産道通過障害、⑤微弱陣痛、⑥分娩時出血（弛緩出血）、⑦産褥期子宮復古不全や多量の停滞悪露への感染などが挙げられます。

どのような筋腫が上記のようなトラブルを引き起こすかについては、①は直径5～6cm以上のもの、②は胎盤付着部直下に存在する筋腫、③④は子宮口に近い筋腫などが一般的に考えられています。⑤⑥⑦は筋腫が子宮収縮を妨げるために起こるため、いずれの筋腫部位でも可能性はありますが、妊娠・分娩に最も影響が大きいものは筋層内筋腫であり、筋腫のサイズが大きいほど、上記症状が多いとされます。

筋腫核出術の適応

非妊時

これから妊娠を考える患者には、比較的大きな筋腫や子宮口に近いものなどは非妊時の筋腫核出術を勧めます。

妊娠時

妊娠中の筋腫核出術は、一般的には勧められていません。著者の施設では、1）出血、疼痛などの切迫流産徴候の取れないもの、2）急激な腫瘤の増大、あるいは変性を認めるもの、3）過去に子宮筋腫が原因と思われる流産既往のあるもの、4）子宮筋腫の存在が妊娠継続の障害となると判断されるもの、5）筋腫茎捻転、血管断裂、変性による疼痛を繰り返すなどの、筋腫が妊娠継続の障害になっていると考えられる場合には、メリット、デメリットを説明したうえで選択してもらっています[2,3]。

帝王切開時

帝王切開時の筋腫核出術においても、今も感染や強い疼痛を伴う場合などの緊急時を除いて通常勧められないとするのが一般的です。理由は、妊娠末期の子宮筋は血流豊富で止血困難となる可能性があること、今回帝王切開時まで特に問題とならなかった筋腫は臨床上あまり問題のないものと考えうること、妊娠中の筋腫変性の結果として、出産後、筋腫の増大があまり起こらなくなるケースがあることなどが挙げられます。

一方、筋腫をそのままにすれば産褥期に筋腫部位疼痛や子宮内感染などの理由により、まれに子宮摘出を余儀なくされることもあります。著者らも以前、帝王切開時に筋腫をそのままにしたため、産褥期に大量出血、悪露滞留、感染、そしてそのための長期入院を要した症例を多く経験しており、現在では原則全筋腫核出の方針にしています。出血軽減のためにはいくつかのコツがあり、それを守って行えば帝王切開時の核出も安全に実施でき、患者のQOL改善にもつながります。

妊娠期の管理

妊娠経過中にはじめて骨盤内に腫瘤が発見された場合、子宮筋腫か否かの注意が必要です。卵巣

腫瘍など他の腫瘍の可能性も考えられるため、内診所見や超音波検査での確認が必要です。多くが超音波検査で鑑別可能ですが、鑑別が困難な場合は骨盤部MRI検査が有用です。ただしMRI検査が胎児へ与える影響に関しては、十分に解明されていないため、不必要な撮影を避けるためにも慎重な判断が必要となります。

妊娠予後は比較的良好であり、分娩週数、児体重に差はみられず、5cm以上の筋腫に限った検討でも同様の報告があります[1]。子宮筋腫合併妊娠であっても、通常の妊娠とほぼ変わらず、一般の妊婦と同様の管理で十分と考えられます。

ただし、筋腫の存在により各種合併症の頻度は上昇し、切迫早産、前期破水、早産などの報告があります[1]。また、流産、常位胎盤早期剥離、胎児発育不全などの頻度上昇が報告されています[1]。

妊婦の約20％が筋腫部位に一致した強い疼痛、あるいは下腹部痛を経験します。その機序として筋腫変性が考えられており、疼痛時にはCRP上昇を伴いやすく疼痛消失後はCRPも正常化することが多いです。疼痛の持続期間は多くの場合1〜2週間程度です。鎮痛のためにペンタゾシンが必要となることもあります。妊娠中は子宮筋腫部位を大まかに把握し、筋腫部位に一致した疼痛を認める場合は、早めに受診するよう説明する必要があります。

また、20％の症例では妊娠中に筋腫が増大するとの報告もあります[1]。子宮筋腫の個数やサイズが大きくなるほど、一般に妊娠に与える影響も大きくなるため、子宮筋腫の何cm以上がハイリスクかの線引きは困難ですが、10個近く存在する場合や、直径5cm以上の子宮筋腫を認める場合は、合併症の可能性を考慮して総合病院で管理することが望ましいと考えます。

分娩期の管理

子宮筋腫が子宮内腔の変形をきたすことにより、骨盤位や横位のような胎位異常を起こしたり、子宮筋腫の位置によっては産道狭窄のため帝王切開の頻度が高くなります。子宮筋腫合併妊娠での帝王切開は20.5〜58.0％の頻度で実施されています。

ただし、子宮筋腫が子宮頸部近傍に存在しても、その大きさにより経過は異なります。子宮筋腫は妊娠経過に比例して軟らかくなることが多く、頸部付近の筋腫でもサイズが小さく、軟らかくなっていれば、児頭が筋腫を越えて下降し、経腟分娩が可能です。

帝王切開が必要か否かは、実際に陣痛開始後の児頭下降により判断されます。従って、あらかじめ帝王切開の準備をしたうえで、分娩経過より判断されます。ただし頸部筋腫の場合、帝王切開率は高くなります。いざ帝王切開となっても、子宮切開部位に子宮筋腫が存在する場合や、筋腫が子宮筋層縫合の妨げになることもあります。

分娩方法の決定として、妊娠中に骨盤部MRIでの筋腫評価も有用です。また子宮筋腫の存在により有効な子宮収縮が得られず、微弱陣痛を起こすことがあります。分娩進行状況を見極めたうえで、子宮収縮促進薬の使用も考慮します。

筋腫合併妊娠では非合併妊娠に比し、分娩時出血量500mL以上を示しやすくなります。分娩終了後に子宮筋腫が子宮の収縮（子宮復古）を妨げ

るために弛緩出血をきたし、産後出血量が増すとされます。

産褥期の管理

「子宮筋腫があると産後の経過がよくない」と聞くことがあります。これは子宮筋腫により子宮収縮不良となる場合があり、産褥出血が多くなる可能性からいわれていると考えられます。しかし、今日では子宮収縮促進薬の適切な使用により、産褥出血の危険性は以前より軽減しています。

またまれに子宮筋腫に感染が起こり、発熱の原因となる場合があります。これも抗生物質が発達しているので対応が可能です。退院時までに子宮収縮不良や悪露の停滞、下腹部痛、発熱などを認める場合は、追加で投薬を行うなど早めの対応が必要となります。

退院指導

子宮復古不全、悪露増量、悪臭、下腹部痛、発熱などが認められる場合は、早めの受診による対応が必要となります。分娩後は子宮筋腫のサイズもわずかに縮小する傾向がありますが、引き続き定期健診を行い、子宮筋腫の状態を把握することが必要です。次回妊娠時に筋腫の個数が増えたり、筋腫サイズが大きくなり、前回妊娠時より筋腫による合併症の頻度が上昇する可能性は誰しもあります。

保健指導のポイント

妊娠初期に大きな子宮筋腫を見つけた際、つい分娩方法は帝王切開と説明しがちです。結果的に帝王切開の可能性はありますが、子宮増大に伴い子宮筋腫の位置も変わるため、妊娠初期から妊婦さんを過度に不安がらせる必要はありません。しかし、多くの合併症が起こり、長期入院・点滴・安静の可能性があることを説明しておく必要があります。妊娠中の筋腫変性による一過性の疼痛は、痛みの程度に差はありますが多くの妊婦さんが経験するため、保健指導でも必ず伝えるべきポイントです。

また、分娩後に子宮筋腫核出が必要と指導することもありますが、今回の妊娠が経腟分娩での出産にもかかわらず、その後筋腫核出を施行したために、次回妊娠が選択帝王切開での出産になることがあります。一方、さらに妊娠を希望する女性にとっては粘膜下筋腫、5cm以上の筋層内筋腫は妊娠率の低下を起こし、次の妊娠中の合併症も増加します。子宮筋腫核出の必要性は、これらの両面を考慮して指導するのがよいでしょう。

引用・参考文献

1) 日本産科婦人科学会／日本産婦人科医会. "CQ501 子宮筋腫合併妊娠について問われたら？". 産婦人科診療ガイドライン産科編2014. 東京, 日本産科婦人科学会, 2014, 274-5.

2) 平松祐司. "子宮筋腫合併妊娠の管理". 子宮筋腫の臨床. 平松祐司編. 東京, メジカルビュー社, 2008, 227-35.

3) 平松祐司ほか. 子宮筋腫核出術：開腹術. 臨床婦人科産科. 68（2）, 2014, 209-14.

■岡山大学病院産科婦人科助教　**早田　桂**　同教授　**平松祐司**

7 HBV合併妊娠

B型肝炎ウイルス（HBV）の母子感染経路

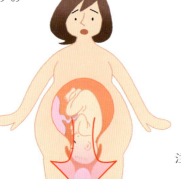

HBVキャリアのお母さん

ほとんどが赤ちゃんが産道を通るときに感染しますが、まれに胎内感染する場合があります。

注）帝王切開にしても感染率は下がりません！

赤ちゃんに対する感染防止対策

生後12時間以内	抗HBs人免疫グロブリン1mL（200単位）筋肉注射 ＋ B型肝炎ワクチン0.25mL皮下注射
生後1カ月	B型肝炎ワクチン0.25mL皮下注射
生後6カ月	B型肝炎ワクチン0.25mL皮下注射

｝ほぼ100％近く感染を防げます。

| 生後9〜12カ月ごろ | 赤ちゃんのHBs抗原とHBs抗体検査を実施 |

- ・HBs抗原が陰性
- ・HBs抗体が十分に作られている
↓
予防成功

- ・HBs抗原が陰性
- ・HBs抗体が十分に作られていない
↓
B型肝炎ワクチン追加接種

HBs抗原が陽性
↓
専門医による管理

第**2**章 合併症妊娠

HBV合併妊娠ってなに？

　B型肝炎ウイルス（hepatitis B virus；HBV）が感染して肝臓の細胞を傷つけ壊してしまう病気です。世界中で最も一般的な肝臓の感染症です。大人になってから感染した場合、多くの人は疲れや食欲不振、黄疸、胃の痛みなどの症状があり、しばらくして抗体が作られ完全に治ります。ごくまれに劇症肝炎や肝硬変、肝細胞がんになることがあります。

　一方、症状がなくてもHBVが体内に存在している「持続感染＝キャリア」という状態があります。妊娠や分娩の際に問題となるのは、持続感染のほうです。お母さんがHBVキャリアで妊娠した場合、お産のときに赤ちゃんにも感染してキャリアになることがあります。

治療はどうするの？　赤ちゃんへの影響は？

　妊娠初期にお母さんがHBVに感染しているかを調べる血液検査をします。HBVの表面のタンパクであるHBs抗原の有無を調べます。もしHBs抗原が陽性であったら、ウイルスに感染しています。その場合はさらにHBe抗原の有無を調べます。HBe抗原陽性であれば、HBVが体内でさかんに活動している証拠となります。

　赤ちゃんがHBVに感染すると、9割以上はキャリアになります。そのうち約9割は成長の段階で非活動性キャリアとなり、病状は安定します。しかし、残りの1割は成人後もウイルスが活発に活動して慢性肝炎の状態が続きます。その後1年間に約2％の割合で肝硬変を発症したり、さらに肝細胞がん、肝不全に進展してしまいます。

　お母さんから赤ちゃんへの感染は、主にお産のときに赤ちゃんが産道を通る際に起こります。でも心配はいりません。お産の後、速やかに赤ちゃんに対して感染防止対策をとることで感染を防ぐことができます。

どんなことに気をつけて生活したらいいの？

　HBVキャリアの多くは自覚症状がありません。現在の体の状態を正しく知るために、肝臓専門医を受診して診察を受けましょう。

　お産の方法として、帝王切開が赤ちゃんへの感染率を下げることはありません。母体や赤ちゃんの問題がなければ、通常のお産ができます。

　赤ちゃんへの感染防止対策をしっかり行えば、通常どおり授乳できます。

　お産後に肝炎を発症したり、肝硬変、肝細胞がんになることもあります。お産後も肝臓専門医を受診することが大切です。

7

HBV合併妊娠

病態生理

HBVは、1965年にBlumbergらによって発見されたDNAウイルスです[1]。塩基配列の違いにより、現在A型からJ型まで9つの遺伝子型（genotype）に分類されています。日本では、genotype B（12%）とgenotype C（85%）がほとんどです。

世界保健機関（WHO）の推計では、HBVの感染者は世界で20億人存在し、そのうち慢性HBV持続感染者（HBVキャリア）は4億人、HBVの持続感染に起因した肝疾患（慢性活動性肝炎、肝硬変、肝細胞がん）による死亡は、毎年約60万人に上ります[1,2]。日本国内には、推計で約110〜140万人のHBVキャリアと約7万人の患者（慢性肝炎、肝硬変、肝細胞がん）がいます。つまり、日本におけるHBVの感染率は約1%です[1]。

HBVの感染力は強く、10^4copies/mLのHBVを含む血液や体液が1μL血液中に入れば感染が成立するといわれています。また乾燥した血液中にあるHBVは1週間生存できるため、血液や体液で汚染された場所を傷のある皮膚で触れると感染が成立する可能性があります[2]。

HBV自身には細胞傷害性はないか、あっても軽度です。肝細胞傷害は、主としてHBV感染細胞を排除しようとする宿主の免疫応答である細胞傷害性T細胞による細胞性免疫によって引き起こされます。HBVキャリアの病態は、主に大きく4期に分類されます[1]。

①免疫寛容期（immune tolerance phase）

新生児期や乳幼児期はHBVに対する宿主の免疫応答が未発達のため、HBVに感染すると持続感染となります。その後も免疫寛容の状態、つまりHBe抗原陽性でHBV DNA増殖は活発ですが、ALT値は正常で肝炎の活動性がほとんどない状態が続きます（無症候性キャリア）。

②免疫応答期（immune clearance phase）

成人になるとHBVに対する免疫応答が活発となり、免疫応答期に入って活動性肝炎となります。HBe抗原の消失・HBe抗体の出現（HBe抗原セロコンバージョン）に伴ってHBV DNAの増殖が抑制されると肝炎は鎮静化します。しかし、肝炎が持続してHBe抗原陽性の状態が長期間続くと肝病変が進展します。

③低増殖期（low replicative phase（inactive phase））

HBe抗原セロコンバージョンが起こると肝炎は鎮静化し、HBV DNA量は4 log copies/mL以下の低値となります（非活動性キャリア）。しかし10〜20%の症例では、HBe抗原セロコンバージョン後、HBe抗原陰性の状態でHBVが再増殖し、肝炎が再燃します。またHBe抗体消失ならびにHBe抗原の再出現（リバースセロコンバージョン）を認めることもあります。

④寛解期（remission phase）

HBe抗原セロコンバージョンを経て、HBs抗原が消失しHBs抗体が出現します。寛解期では、血液検査所見、肝組織所見ともに改善します。HBVキャリアの自然経過におけるHBs抗原消失率は年約1%です。

妊娠期の管理

HBs抗原検査

　妊婦健診において、妊娠初期（妊娠8週前後）のHBs抗原検査は最低限必要な検査です[3]。わが国の妊婦のHBs抗原陽性率は約0.2～0.4％であり、HBs抗原陽性妊婦のHBe抗原陽性率は約25％です[3]。

　検査結果を配偶者や家族へ説明するか否かは、妊婦本人が希望した場合にのみ行うのが原則です[3]。またHBVキャリアの多くは自覚症状がないため、肝臓専門医を紹介し受診を勧めます。

HBVキャリア妊婦の管理

　妊婦がHBVキャリアの場合、母子感染防止対策をとらずにいると、約30％の児がHBVキャリアとなります。児がHBVキャリアになるか否かは、妊婦のHBe抗原が関係しています。HBe抗原陽性妊婦（ハイリスク群）から出生した児を放置した場合のキャリア化率は80～90％とされています。一方、HBe抗原陰性妊婦（ローリスク群）から出生した児の場合、キャリアになることはほとんどありませんが、10％程度に一過性感染が起こり急性肝炎や劇症肝炎が発生することもあります[3]。

　HBVキャリアの女性は、妊娠が契機となって肝機能が増悪するとの報告は少なく、また妊娠経過自体としてはわずかに早産が増えるとの報告もありますが、胎児発育不全や妊娠高血圧腎症などの影響はありません[4]。

急性増悪に対する治療

　妊娠中の急性増悪に対する治療介入の是非や適応はいまだ確立されていません。妊娠前より治療していた患者に対しては、加療による有益性が期待できれば、妊娠中も継続することが勧められます。

　B型肝炎に対する抗ウイルス療法には、2000年以前は唯一の抗ウイルス療法であったインターフェロン（IFN）療法と、2000年代になって認可された4種類（2014年時点）の核酸アナログ製剤の内服があります。インターフェロンαは胎盤を通過しませんが、アメリカ食品医薬品局（Food and Drug Administration；FDA）の薬剤胎児危険度分類基準はカテゴリーCです。2011年に使用可能となったペグインターフェロンは、妊婦への投与は禁忌です。核酸アナログ製剤のうち、ラミブジン、アデホビル、エンテカビルはFDAの薬剤胎児危険度分類基準はカテゴリーC、テノホビルはカテゴリーBです[1]。

羊水検査

　HBe抗原陽性妊婦に対する羊水検査では、母子感染の危険性が増加する可能性を十分に説明する必要があります。超音波検査での胎児項部透過像（nuchal translucency；NT）の測定や胎児形態検査、母体血清マーカーなどの非侵襲的検査により、胎児染色体検査を目的とした羊水検査の減少に努めます。羊水検査を施行する際には、胎盤貫通を避けるようにします[5]。

 ## 分娩期の管理

　血中HBV量が多い場合、腟分泌物にもHBVは含まれています。そのため、母子感染の95％以上は分娩時に経産道的に感染するとされています。しかし一部では胎内感染（5％以下）が成立

する場合があります[3]。母体血中のウイルスが絨毛間腔から臍帯血に移行し胎児に感染する経路が考えられます。分娩方法としては、帝王切開術は感染の防止にはなりません[5]。

産褥期の管理

陣痛開始時や産道通過時に母体血の児への移行が開始されると考えられるため、分娩後速やかに児に対して感染防止対策をとることで母子感染を防ぐことができます。HBs抗原陽性妊婦から出生した児はすべて「B型肝炎母子感染防止対策」の対象です[3]。

1986年以降は出生児を対象としてHBV母子感染防止事業が実施され、HBs抗原陽性の母親から出生した児に対して抗HBs人免疫グロブリン（HBグロブリン；HBIG）とB型肝炎ワクチン（以下、HBワクチン）の投与を行ってきました。これによりわが国のHBs抗原陽性率は10分の1以下に激減しました。ところが、従来のプロトコールは投与方法が複雑だったことや、接種時期が乳児健診の時期と一致していないことなどから、約3割もの児に接種漏れが発生していたことが指摘されました。

接種漏れを防ぐために、2013年10月18日からHBIGとHBワクチンの投与法が変更されました（図1）[6]。

①出生直後（出生後12時間以内を目安）に、HBIG 1mL（200単位）を2カ所に分けて筋肉注射（大腿前外側部）し、さらにHBワクチン0.25mLを皮下注射（上腕後外側部、三角筋中央部または大腿前外側部）します。

②生後1カ月に、HBワクチン0.25mLを皮下注射します。

③生後6カ月に、HBワクチン0.25mLを皮下注射します。

その後、9～12カ月を目安にHBs抗原とHBs抗体検査を実施します。

HBs抗原陰性かつHBs抗体≧10mIU/mLであれば、予防処置を終了します。

HBs抗原陰性かつHBs抗体＜10mIU/mLであれば、HBワクチンを追加接種（3回）します。

HBs抗原陽性の場合は、母子感染が成立したと判断し、専門医療機関へ紹介し精査します。

HBVキャリアの母とその児については、隔離の必要はありません。

栄養に関しては、HBs抗原は乳汁中からも検出されますが、母乳栄養児と人工栄養児との間でキャリア化に差が認められないため、母子感染防止対策を行えば母体がHBVキャリアだからといって母乳栄養を禁止する必要はありません[3,4]。

退院指導

HBVキャリアの褥婦は、前述のように一部が慢性活動性肝炎、肝硬変、肝細胞がんと進展する可能性があります。従って、非妊時も肝臓専門医を受診し精査および必要に応じての加療が必要です。また、次回妊娠時に産婦人科の主治医を代える際には、新しい医師にHBVキャリアであることを必ず伝えるように指導します。

出生後にHBIGとHBワクチンの投与を行ったにもかかわらず、B型肝炎ウイルスの母子感染が確認された場合には、母親に自責の念などが発生

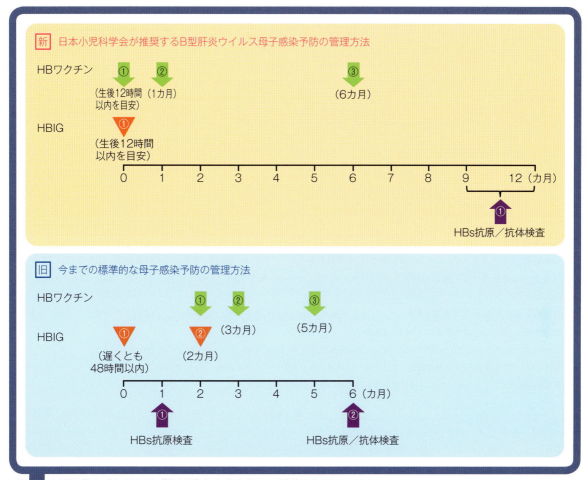

図1 B型肝炎ウイルス母子感染予防のための新しい指針2013（文献6より引用）

しないよう精神的な支援を行います。児は専門的医療機関で定期的に肝機能検査を行う必要があること、肝機能異常が持続・増悪する場合には抗ウイルス療法を行う必要があること、治療方法は進歩しており患児の将来に対しては強い不安を抱かないことを指導します[6]。

保健指導のポイント

　HBV感染は、母児感染に関して、垂直感染の予防法と治療法がしっかり確立されています。1986年に開始された母子感染防止事業に基づく出生児に対するワクチンおよび免疫グロブリン投与により、垂直感染による新たなHBVキャリア成立が阻止され、若年者におけるHBs抗原陽性率は劇的に減少しました。次世代には母子感染によるHBVキャリアの発生をほぼ消滅できることが期待できます。

　しかし、一方で性交渉に伴う水平感染による成人のB型急性肝炎の発症数は減少していません。近年では、成人が感染しても肝炎が遷延し慢性化しやすいgenotype AのHBV感染が増加傾向にあります[1~3]。今後は性感染症としてのHBV感染の予防も大切だという指導が必要でしょう。

引用・参考文献

1) 日本肝臓学会肝炎診療ガイドライン作成委員会編. B型肝炎治療ガイドライン. 第2版. 東京, 日本肝臓学会, 2014, p111.

2) 四柳宏. "B型肝炎の感染経路と対策". B型肝炎の診療を極める. 田中榮司ほか編. 東京, 文光堂, 2013, 22-6, (Hepatology Practice, 1)

3) 日本産科婦人科学会／日本産婦人科医会. "CQ607 妊娠中にHBs抗原陽性が判明した場合は？". 産婦人科診療ガイドライン産科編2014. 東京, 日本産科婦人科学会, 2014, 308-10.

4) Cunningham, FG. et al. "Hepatitis B". Williams Obstetrics. 24th ed. New York, McGraw-Hill, 2014, 1090-1.

5) 信永敏克. "消化器疾患". 合併症妊娠. 改訂3版. 村田雄二編. 大阪, メディカ出版, 2011, 154-91.

6) 日本小児科学会. B型肝炎ウイルス母子感染予防のための新しい指針2013.

■宮崎市郡医師会病院周産期母子医療センター長／産婦人科科長　**甲斐克秀**

8 てんかん合併妊娠

てんかん発作のしくみ

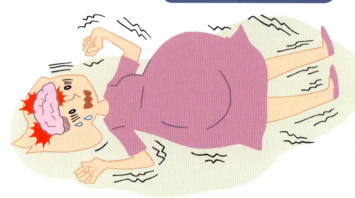

脳の神経細胞が異常な電気活動を起こすことで、けいれんや意識消失などの発作を生じます。

妊娠中に気をつけること

抗てんかん薬の服用

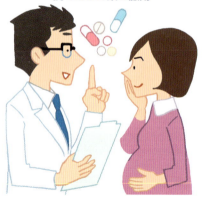

主治医の先生と相談して薬を必要最低限の種類と量に調整してもらいましょう。

規則正しい生活

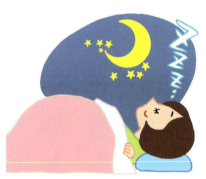

寝不足や過労は発作を誘発することがあります。

妊娠中に発作を何度も起こすと、妊婦さんと赤ちゃんの両方に悪影響を及ぼします。

てんかんってなに？

てんかんとは、てんかん発作（けいれんや意識消失など）を繰り返す脳の病気の総称です。およそ100〜200人に1人がてんかんに罹患しているといわれています。てんかん発作は、脳の神経細胞が異常な電気活動を起こすことで生じます。脳のどの部分で異常な電気活動を起こすかによってさまざまな症状を呈します。てんかん発作が長時間持続したり、頻回に繰り返されると2次的な脳の障害を生じるので適切な治療が必要です。

治療はどうするの？

治療は抗てんかん薬を服用することです。抗てんかん薬は、脳の神経細胞の異常な電気活動を直接抑えたり、異常な電気活動が周囲に広がらないようにする働きがあります。大部分の患者さんでてんかん発作は抑制され、通常の社会生活を支障なく送れます。

赤ちゃんへの影響は？

抗てんかん薬を服用中の妊婦さんから生まれた赤ちゃんは、先天的な病気を持っている割合が少しだけ高いことが知られています。しかし、抗てんかん薬の服用をやめることで妊娠中にてんかん発作が頻回に起これば、妊婦さんと赤ちゃんの両方に悪影響を及ぼします。妊娠する前に主治医の先生と相談し、抗てんかん薬を必要最低限の種類と量に調整してもらいましょう。自分で勝手に薬を調整したり、中止することは危険ですので絶対にやめましょう。

抗てんかん薬を服用していても授乳は可能です。ただし、薬の種類や服用している量によっては赤ちゃんに影響を及ぼすこともあるので、主治医の先生の指示に従ってください。

てんかんを持つ両親から生まれた赤ちゃんは、けいれんを起こしやすい体質を持っている割合が少しだけ高いといわれています。しかし、体質を持っているだけで、一生けいれんを起こさない場合もあります。遺伝性の強い特別な種類のてんかんでなければ、体質についてそれほど心配する必要はありません。

どんなことに気を付けて生活したらいいの？

てんかん発作が服薬によって抑制されている妊婦さんでは、日常生活に制限はありません。適度な運動をすることも問題ありません。ただし、十分な管理体制が整っていない海での水泳などは避けてください（普通はしないと思いますが……）。

てんかん発作が完全に抑制されていない妊婦さんでは、1人での入浴も注意する必要があります。寝不足や過労、薬の飲み忘れによっててんかん発作が誘発されることがあります。きちんとした服薬と規則正しい生活を心がけましょう。

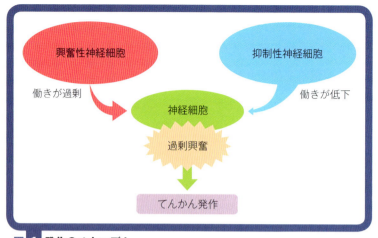

図1 発作のメカニズム
興奮性神経細胞の過剰興奮と、抑制性神経細胞の機能不全により、神経細胞の過剰興奮が引き起こされ、てんかんを発症する。

病態生理

てんかん発作は、神経細胞が集団で過剰興奮することで引き起こされます。もともと神経細胞には興奮を伝達する役割を担う興奮性神経細胞と、興奮神経細胞を制御する抑制性神経細胞があり、互いにバランスを取りながら情報伝達を行っています。また、神経細胞の周囲にはグリア細胞という神経細胞の機能を維持する細胞や、神経伝達物質の産生に関与する細胞もあります。これらの細胞に何らかの障害が生じ、全体のバランスが破綻することで神経細胞の過剰興奮が引き起こされるとてんかんを発症します（図1）。

最近の研究で、特発性てんかんの原因がイオンチャネルの遺伝子異常であることがわかってきました。1995年に常染色体優性夜間前頭葉てんかんの原因遺伝子としてアセチルコリン受容体α4サブユニット遺伝子が発見されました。その後、カリウムチャネルの遺伝子異常が良性家族性新生児痙攣の、ナトリウムチャネルの遺伝子異常が全般性硬直間代痙攣や熱性痙攣の原因であることなどがわかってきました[1]。また、GABAなどの受容体の異常がてんかん発作を引き起こすことも知られています[2]。

一方、症候性てんかんは、その原因となる基礎疾患があります。頭部外傷後遺症、脳腫瘍、脳炎後遺症、脳形成障害などの脳疾患に起因するものだけでなく、ゴーシェ病やテイ-サックス病などの代謝異常症、ダウン症候群や4p-症候群などの染色体異常、神経変性疾患など、てんかんを合併する疾患は数限りなくあります。

妊娠前の管理[3,4]

妊娠の可能性があるてんかん患者には、家族を含めて、脳神経外科医、産科医、小児科医などと相談のうえ、妊娠前にカウンセリングをする必要があります。カウンセリング項目は、妊娠・出産

が可能か、てんかん発作の抑制が可能か、てんかんを持つ女性の妊娠・出産についての基礎知識、生活および服薬指導、計画妊娠などです。

押さえておきたいポイント

- 個人差はあるものの妊娠中の発作回数は相対的に変化しません。
- 妊娠初期に抗てんかん薬を服用している妊婦から出生した児の奇形発現頻度は有意に高率（2〜3倍）です。
- 禁煙を推奨します。
- 神経管閉鎖障害の発症を予防するため、妊娠前から葉酸の補充（0.4mg/日）を行います。
- 経口避妊薬を用いる場合、フェノバルビタール（PB）、フェニトイン（PHT）、カルバマゼピン（CBZ）などは避妊薬の効果を減じますが、バルプロ酸ナトリウム（VPA）は相互作用を起こさないこと、避妊薬はラモトリギンの血中濃度を低下させることを念頭に置く必要があります。
- 断薬が難しい症例では、妊娠前から投薬をできるだけ単剤にし、投与量は必要最低限にします。できるだけ催奇形性の少ないものを選択します。各抗てんかん薬の奇形発現頻度は、プリミドン（PRM）14.3％、VPA 11.1％、PHT 9.1％、CBZ 5.7％、PB 5.1％、ラモトリギン（日本では単剤使用が保健適応外）2.9％です。PRM 400mg/日以下では奇形発現はなく、奇形を有する児の90％はCBZ 400mg/日以上、PHT 200mg/日以上に曝露していたと報告されています。VPAは投与量に依存して奇形発現率が増加するので、1,000mg/日を超える場合は徐放薬を使用します。やむを得ず2剤以上の抗てんかん薬を服薬する場合は奇形発現率が高まります。特にVPA+CBZあるいはPHT+PRM+PBなどの組み合わせが奇形発現率を増加させます。

妊娠期の管理[3,4]

てんかん発作が服薬によって抑制されている妊婦の管理は、通常の妊婦の管理とさほど違いはありません。定期的な服薬と規則正しい生活を指導します。

押さえておきたいポイント

- 妊娠中の合併症が多くなることはありません。
- 必要に応じて抗てんかん薬の血中濃度を測定します。
- 抗てんかん薬の調節はむやみに行うべきではありません。服薬が規則的であるにもかかわらず、発作が悪化したときのみ増量します。
- 抗てんかん薬を服用している場合、新生児頭蓋内出血の発症を予防するため、出産の1〜2週間前からビタミンKを内服させます。

分娩期の管理[3,4]

てんかんを持つ妊婦でも、多くの場合は通常の出産が可能です。産科的適応で帝王切開になることはありますが、一般的には帝王切開の適応はありません。

押さえておきたいポイント

- 出産に時間がかかる場合は服薬を忘れないように指導します。
- 発作が起きた場合は一般的な治療法（ベンゾジ

アゼピンの静脈投与など）で対応します。

● 抗てんかん薬を服用している場合は、新生児に離断症状が生じることがあるので注意します。

産褥期の管理・退院指導[3,4]

　抗てんかん薬を服用している妊婦も通常の妊婦と同じように授乳や育児を行うことができます。

押さえておきたいポイント

● 抗てんかん薬を服用中でも授乳はできます。ただし、新生児の状態を注意深く観察し、傾眠、低緊張、哺乳力低下などの症状を認める場合は授乳を控えます。

● 睡眠不足や過労はてんかん発作を誘発します。可能な限り家族の協力を求めましょう。

● 児に対して定期的な発達検査を行います。問題点を早期に発見し、発達の遅れている児に対する適切な指導を行います。

保健指導のポイント

　てんかん合併妊婦のほとんどは、妊娠前にてんかんと診断されています。てんかんを持つ女性の妊娠・出産についての正しい知識を持たずに、突然妊娠してしまった場合は、抗てんかん薬が赤ちゃんに影響するのではないかと心配し、自己判断で服薬減量や断薬することが懸念されます。正しい情報を伝え、定期的な服薬を指導しましょう。

　妊娠前に的確なカウンセリングを受け、服薬の調整をし、計画的に妊娠している場合でも、てんかん発作に対する不安、妊娠・出産に伴う体調の変化に対する不安、赤ちゃんの健康状態に対する不安、出産・育児に対する不安など、さまざまな不安を妊婦は抱えているはずです。家族および脳神経外科医、産科医、小児科医、薬剤師らと連携し、妊婦がより安定した状態で妊娠・出産・育児に臨めるようにサポートしましょう。

引用・参考文献

1) 笹征史. てんかん発症にかかわる遺伝子と創薬へのアプローチ. 分子精神医学. 9 (1), 2009, 45-51.
2) 廣瀬伸一ほか. GABA受容体、Kチャネル異常を示すてんかん. てんかん研究. 22 (3), 2004, 160-70.
3) 「てんかん治療ガイドライン」作成委員会編. てんかん治療ガイドライン2010. 東京, 医学書院, 2010, 168p.
4) 兼子直ほか. てんかんをもつ妊娠可能年齢の女性に対する治療ガイドライン. てんかん研究. 25 (1), 2007, 27-31.

■ 山口県立総合医療センター産婦人科部長　三輪一知郎

9 全身性エリテマトーデス合併妊娠

全身性エリテマトーデス（SLE）の影響

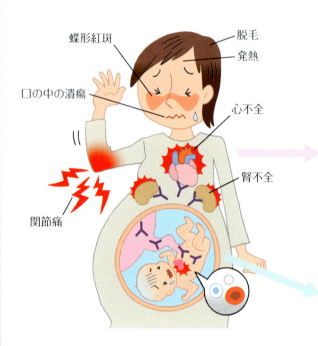

妊婦さんへの影響
- 妊娠の終わりごろとお産のころは悪化することが多い
- 流・死産、早産になりやすい
- 前期破水を起こしやすい
- 妊娠高血圧症候群を起こしやすい

赤ちゃんへの影響
- 新生児ループス症候群を起こすことがある

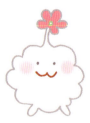

新生児ループス症候群とは、SLEによる自己抗体が胎盤を通して赤ちゃんに移行することにより、赤ちゃんに不整脈（房室ブロック）を起こしたり、お産後に紅斑や貧血、血小板や白血球の減少が現れることです。房室ブロックには、ペースメーカーの植え込みが必要ですが、その他の症状は一時的なもので、数ヵ月でなくなります。

第2章 合併症妊娠

全身性エリテマトーデスってなに？

全身性エリテマトーデス（systemic lupus erythematosus；SLE）は自己免疫疾患の一つです。自己免疫疾患では、自分の体や組織を異物のように認識して、自分自身に対する抗体を作り攻撃してしまうことによって、いろいろな症状が生じます。症状としては発熱や関節痛、顔などにみられる蝶形紅斑、口の中にできる潰瘍や脱毛などがみられます。

この病気は男性に比べて圧倒的に女性に多く、約半数が10〜20代のため、妊婦さんの1,600人に1人はSLEを合併しているといわれます。SLEがひどくなると腎不全になってしまったり、心臓や血管の炎症から心不全に発展する恐れがあります。

治療はどうするの？　赤ちゃんへの影響は？

妊娠を通して、SLEは悪化するもの、変わらないもの、よくなるものと症状の変化はさまざまですが、一般的に妊娠の終わりごろとお産後は悪化することが多いようです。治療の基本は、ステロイドという薬剤の投与です。ステロイドが赤ちゃんに奇形や死亡などの悪影響を及ぼすことはありません。それに加えて症状に応じてアスピリンが投与されます。アスピリンも赤ちゃんに奇形を起こしませんが、過期妊娠や帝王切開などの異常分娩が多くなるようです。重症の場合は、血漿交換やγ-グロブリン療法を組み合わせて治療します。

SLEそのものが妊娠に与える影響として、流・死産、早産が起こりやすく、胎児機能不全（赤ちゃんが元気であるという確証が得られない状態）、胎児発育不全、前期破水も多くなりますし、妊娠高血圧症候群を起こしやすいとされています。また、SLEによる自己抗体が胎盤を通して赤ちゃんに移行することにより、赤ちゃんに不整脈（房室ブロック）を起こしたり、お産後の一時期に紅斑や貧血、血小板や白血球の減少がみられることがあります（新生児ループス症候群）。房室ブロックにはペースメーカーを使った治療が必要です。

このように、SLEの病状、赤ちゃんの状態から合わせて判断して、お産の時期を決定することが大事になりますし、お産後のお母さんの状態にも十分な注意が必要です。

どんなことに気を付けて生活したらいいの？

SLEの悪化に早く気づいて対応できるように、妊婦健診を欠かさずに受けましょう。また、これから妊娠を考えている方は、SLEが落ち着いている状態であるかどうか、まず主治医の先生に確認することをお勧めします。

表1 SLEに認められる主な自己抗体の種類 (文献2より引用)

自己抗体の種類	頻度（%）	関連する臨床的症状と意義
抗核抗体（ANA）	84〜98	陰性の場合はSLEを否定できる
抗DNA抗体	62〜70	腎炎や血管炎の疾患活動を反映
抗Sm抗体	30〜38	SLE特異的
梅毒反応の生物学的偽陽性	33〜40	SLE非特異的
抗Ro抗体（SS-A）	30〜49	新生児ループス症候群、房室ブロック
抗La抗体（SS-B）	10〜35	新生児ループス症候群、房室ブロック
抗カルジオリピン抗体	43〜61	流・死産
ループス抗凝固因子	5〜18	血栓症、流・死産
抗リン脂質抗体	21〜50	血栓症、流・死産

病態生理

遺伝的素因や環境因子などが関与して免疫反応の異常が生じると考えられていますが、原因は不明です。T細胞の機能異常とB細胞の過剰な活性化などが関与してDNA、核蛋白などに対する自己抗体や非特異的免疫グロブリンの産生が亢進されると報告されています[1]。これらによる自己抗体や免疫複合体（immuno-complex；IC）が細胞核成分に作用して、直接的に細胞や組織障害を引き起こします。表1にSLEに認められる代表的な自己抗体を示します[2]。

ICが形成されると、補体が消費され、補体価（CH50、C3、C4）が低下します。ICが腎臓の糸球体に沈着すると、ループス腎炎を生じ、蛋白尿や潜血がみられ、腎不全に進行する場合があります。また、ICが血管基底膜に沈着すると血管炎を引き起こし、多臓器障害を呈します。病理学的にはフィブリノイド変性を特徴とする炎症像が、全身の血管や結合組織に認められます。

ICは胎盤や脱落膜にも影響し、血管炎や血管の壊死を引き起こすことにより胎盤機能が低下し、さらに抗リン脂質抗体が存在するときには血栓の形成や胎盤絨毛の障害を生じ、妊娠中期の胎児死亡や胎児発育不全、妊娠高血圧症候群につながります[3]。

また、頭痛などの軽度のものから、脳血管障害、痙攣発作や統合失調症様症状などの精神障害を伴う神経精神SLEとよばれる病態を示す例が10〜40％に認められます。その他、重要な診断基準項目として、溶血性貧血、白血球減少、血小板減少などの血液学的異常を認めます[4]。

妊娠期の管理

妊娠予後良好の条件

一般的に、以下のような場合、妊娠予後は良好と考えられています[5]。

①少なくとも妊娠前6カ月は寛解状態にあること
②蛋白尿や腎機能低下がないこと

③加重型妊娠高血圧腎症の増悪がないこと

④抗リン脂質抗体が認められないこと

診　断

　妊娠高血圧腎症による蛋白尿や、妊娠性血小板減少症と活動期のSLEは類似しており、正常妊娠でも顔面や手掌の発赤がみられ、診断に迷う場合があります。C3、C4、CH50などの補体価の低下はSLE悪化の指標となりますが、必ずしも補体価と臨床症状が相関するわけではありません。しかしながら、定期的に検査値の変動（Coombsテスト、血算、網状赤血球数、ビリルビン値、尿蛋白、母体血圧の変動など）を計測することで、病状の変化を探り出し、また胎児発育および不整脈（房室ブロック）の有無を評価する必要があります。

　その他の自己抗体として、抗カルジオリピン抗体（anticardiolipin antibody；ACA）、ループス抗凝固因子（lupus anticoagulant；LAC）があります。これらの存在は流・死産におけるリスク因子です。また、抗リン脂質抗体が陽性の場合、妊娠中期にHELLP症候群を発症する場合があり、生化学的検査も併せて行うべきです。

治　療

　関節痛や漿膜炎の痛みにはアスピリンや非ステロイド性消炎鎮痛薬が用いられます。動脈管早期閉鎖の恐れがあるため、24週以降は用いるべきではないとされていますが、低用量アスピリンは妊娠期間を通じて用いることができます（添付文書では出産予定日12週以内の妊婦は禁忌となっている）。

　症状が強い場合には副腎皮質ホルモンが用いられますが、妊娠糖尿病やⅠ型糖尿病を引き起こす可能性があることに留意すべきです。

　自己抗体産生抑制の目的で、免疫グロブリンの投与や、自己抗体除去のため血漿吸着療法が用いられます。

　また、抗リン脂質抗体陽性例では、血栓症の発症が危惧されるため、予防的にヘパリンを投与することも検討されます。

分娩期の管理

　SLE合併妊娠においては、早産、胎児発育不全、死産、新生児ループス症候群のリスクが増加します。そのため、胎児娩出時期の決定のためには母体SLEの重症度と胎児のwell-beingの評価が非常に重要となります。

　周産期予後不良を予測する母体側因子としては、尿蛋白の増加、腎機能低下、高血圧症の悪化、血小板数の減少が挙げられ、これらの項目についての慎重な観察が必要です。

　また、胎児側因子として房室ブロックが認められた場合、心拍数が毎分60拍以上あれば予後は良いとされますが、心嚢液や胸・腹水貯留、胎児水腫などの徴候が認められたら早期に胎児を娩出する必要があります。さらに房室ブロックは非可逆性のため、新生児にペースメーカーの植え込みを行います。

　陣痛時はSLEの増悪が生じる可能性があるため、分娩進行時あるいは帝王切開に際し、ステロイドカバーを行います。具体的には、8時間ごとに100mgのヒドロコルチゾンを3回投与する方法があります。

産褥期の管理

産褥期はSLEが悪化することが多いとされるため、妊娠中に症状を呈した褥婦に対し、引き続き妊娠中と同様の経過観察を行うべきです。もし、分娩時に妊娠高血圧症候群を併発した場合は、通常の妊産婦と同様に降圧薬や硫酸マグネシウムを用いた治療を開始します。また、分娩後はただちに妊娠中と同量の副腎皮質ホルモンの維持療法を再開します。

新生児ループス症候群はSLE合併妊婦の15～20％に認められるとされ、皮膚症状（顔面の紅斑）、さまざまな血液学的異常（貧血、白血球減少、血小板減少）、房室ブロック（頻度は低い）といった症状を呈します。自己抗体であるIgG抗体の胎盤通過によるものと考えられており、房室ブロック以外の症状は数カ月で消失します。新生児ループス症候群の児を出産した母親の75～95％が抗Ro/SSA抗体が陽性であり、また完全房室ブロックを呈した児の80％以上の母親に抗Ro/SSA抗体が認められたとの報告があるため、抗Ro/SSA抗体は新生児ループス症候群のマーカーとして有用である可能性があります。

退院指導

今回の妊娠・出産時にSLEの増悪が認められた場合、長期間（10カ月以上）、寛解状態が得られるまで、次の妊娠は避けるべきであることを指導します。免疫抑制薬や非ステロイド性消炎鎮痛薬は妊娠前に中止すべきですが、維持療法としての副腎皮質ホルモン投与（10mg/日以下）は中止する必要はありません。

また、SLE合併妊娠により、流・死産、早産、妊娠高血圧症候群、胎児発育不全などの産科的有害事象や、母体の血栓症など生命の危機に関わる事態が生じうる危険性をよく理解し、次回妊娠に際して本人はもとより家族の理解と承諾が得られていることが重要です。

避妊の方法として、経口避妊薬（combination oral contraceptives；COCs）はSLEの増悪の頻度を増加させませんが、腎炎の合併や抗リン脂質抗体陽性者、あるいは血管疾患を有する者に対しては投与を避けるべきであるとされています。また、免疫抑制療法を受けている者が子宮内避妊具（intrauterine device；IUD）を使用すると、感染症が危惧されますが、これまで子宮内感染症が増えたというエビデンスはありません。卵管不妊手術は選択肢の一つになると考えられます[5]。

保健指導のポイント

　SLEは圧倒的に女性に多く、発症年齢のピークも20〜30代であるため、SLE合併妊娠に遭遇する頻度は高いです。SLEには「治癒」はなく、寛解状態で妊娠許可条件を満たした女性であればまだしも、全例がそういうわけではありません。特に産婦人科外来には、「妊娠した」という状態で来院するわけであり、また病状の改善・悪化・不変と妊娠中の一定した傾向がないため、妊娠初期より周産期予後について厳しい情報提供をせざるをえません。しかも、重症例では中枢神経障害や、血栓症や心不全などの生命に関わる病態に発展する場合があり、流・死産、早産の頻度も高いことから、妊婦の家族を含めて十分な説明を行うとともに承諾を得ておくことが重要です。

引用・参考文献

1) Tsokos, G. Systemic lupus erythematosus. A disease with a complex pathogenesis. Lancet. 358, 2001, S65.

2) Arbuckle, MF. et al. Development of autoantibodies before the clinical onset of systemic lupus erythematosus. N. Engl. J. Med. 349 (16), 2003, 1526-33.

3) 成味恵ほか. 妊娠17週でHELLP症候群を発症した抗リン脂質抗体症候群合併妊娠. 日本周産期・新生児医学会雑誌. 48 (1), 2012, 136-41.

4) Petri, M. et al. Derivation and validation of the Systemic Lupus International Collaborating Clinics classification criteria for systemic lupus erythematosus. Arthritis Rheum. 64(8), 2012, 2677-86.

5) Cunningham, FG. et al. Williams Obstetrics. 24th ed. New York, McGraw-Hill, 2014, 1358p.

■山形大学医学部産科婦人科講師・病院教授　**堤　誠司**

10 うつ病合併妊娠

うつ病の徴候

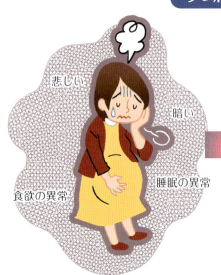

抑うつ気分

2週間以上にわたる
抑うつ気分の持続、興味や喜びの減退、
体重減少もしくは増加がみられたら、
精神科に相談してみましょう。

うつ病の治療

3原則

①十分な休養
②精神療法（認知行動療法）
③薬物療法

軽症の場合は①と②で
改善することもあります。
症状が重くなってくると、
③も併用することが
必要になってきます。

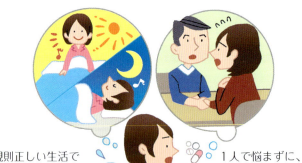

規則正しい生活で
体内のよいリズムを
作りましょう。

1人で悩まずに、
家族や友人、主治医に
相談しましょう。

妊婦さんの精神的な安定が最も優先されるため、
自己判断で内服薬を中止しないことが大切です。

うつ病ってなに？

　抑うつ気分、抑うつ状態、うつ病は似通った言葉ですが、厳密には同じ状態を指すわけではありません。「悲しい」とか「暗い」などの感情が抑うつ気分であり、それに加えて睡眠や食欲の異常といったさまざまな症状を呈する状態を抑うつ状態といいます。しかし、抑うつ状態を呈した人が必ずしもうつ病というわけではありません。うつ病の診断基準として国際的に広く使われているアメリカ精神医学会の「精神障害の診断と統計の手引き（DMS）」で「大うつ病（major depressive disorder）」とよばれているものがいわゆる「うつ病」です。2週間以上にわたる抑うつ気分の持続、興味や喜びの減退のどちらかに加えて体重減少、食欲減退もしくは増加など、いくつかの症状やエピソードがあってはじめて「うつ病」と診断されます。

治療はどうするの？　赤ちゃんへの影響は？

　うつ病に対する治療薬の妊婦さんへの使用については、胎児への薬物の影響と母親の精神状態の安定化という両者をてんびんに掛けて判断することが推奨されています。妊娠前から診断されているうつ病で、症状が安定している場合に限って治療薬を減らしたり、中止することが望ましいとされています。ただし妊娠期の治療薬中断によってうつ病が再発することがあるため、定期的な精神科への通院は続ける必要があり、再発徴候があれば治療薬の再開が必要となります。

　妊娠期間中にうつ病と診断された場合が特に問題となりますが、この場合は産婦人科医ではなく精神科医の判断で適切な治療を受ける必要があります。妊娠中に投与された薬剤の胎児に対する影響で最も皆さんが心配する「催奇形性」については、近年では否定的な見解となりつつあるようです。つまり妊婦さん自身の精神的な安定が最も優先されるべきであり、むやみに治療薬の中止はすべきでないといえるでしょう。

どんなことに気を付けて生活したらいいの？

　十分な休養や睡眠を心がけましょう。なるべくいつも同じ時間に就寝・起床するようにして、体内のよいリズムを作りましょう。最も大事なことは、困ったことや不安に思うことがあれば1人で悩まずに、家族や友人、主治医に相談してみることです。自分だけではどうしようもないと思える問題でも、他の人に相談してみると解決のヒントが得られたり、それだけで気持ちが楽になったりするものです。

病態生理

モノアミン仮説

うつ病はモノアミン類、ノルアドレナリンやセロトニンなどの神経伝達物質の低下によって起こるとした仮説です。

抗結核薬であるイプロニアジド、統合失調症薬として開発中であったイミプラミンが、抗うつ作用も有することが発見されました。発見当初、作用機序は解明されておらず、他の治療に使われる薬物の薬効が偶然発見されたものでした。その後イプロニアジドからモノアミン酸化酵素阻害作用、イミプラミンにノルアドレナリンやセロトニンの再取り込み阻害作用があることが発見されました。その後これらの薬物に類似の作用機序を持つ薬物が多く開発され、抗うつ作用を有することが臨床試験の結果明らかとなりました。

しかし、この仮説に対する反論として、シナプス間隙のノルアドレナリンやセロトニンの低下がうつ病の原因であるとすれば、抗うつ薬は即効性があるはずですが、うつの改善には通常2週間以上要することを考えると、それだけが単一の原因ではないといえるでしょう。

海馬領域の神経損傷仮説

近年の画像診断の進歩に伴い、うつ病患者で脳の海馬領域の神経損傷があるのではないかという仮説が唱えられています。また海馬の神経損傷は幼少期の心的外傷体験を持つ症例に多く認められるとの研究結果から、神経損傷が幼少期の体験によってもたらされ、それがうつ病発病の基礎となっているとの仮説もあります。

病前性格説

うつ病患者はメランコリー親和型性格者（几帳面、生真面目）が有意に多いという統計学的エビデンスが数多く報告されていますが、それらの値は現代に近づくにつれて減少傾向を示しており、現在ではうつ病患者に特徴的な性格傾向はほとんどみられなくなっています。

現時点での病態理解

このように、うつ病の原因や病態生理に関してはさまざまな仮説が過去に報告され、現在も研究が進められています。現時点でうつ病は単一の疾患ではなく複数の病態からなる一種の症候群であり、さまざまな病因による亜型を含むと考えられています。

最近の新しいトピックスとして、2013年のアメリカ精神医学会で正式発表されたDiagnostic and Statistical Manual of Mental Disorders (DMS)-5[1]では、それまで同じカテゴリーとして分類されていた「躁うつ病」と「うつ病」がはじめて別々に分類されました。また産後だけでなく妊娠中から発症するうつ病も意外と多いことが判明したことによって、以前はpostpartum（いわゆる産後うつ病）とよばれていたものは、peripartum（周産期型）と新しくよばれることとなりました。

妊娠期の管理

心理社会的アプローチ

欧米では医療経済的な理由もあり、軽症から中等度の産前うつ病の治療は薬物療法よりも個別およびグループによる心理社会的アプローチが普及

しています。認知行動療法や対人関係療法などは妊娠女性に有効です。ただし、再発傾向の強いうつ病の場合やパニック障害などが併存している場合には薬物療法を優先します。

薬物療法

向精神薬の妊婦に対する使用については、胎児への薬物の影響と母親の精神状態の安定化という両者をてんびんに掛けて判断することが推奨されています。しかし、薬物の添付文書に記載されている「治療上の有益性が危険性を上回ると判断される場合」の状況をわかりやすく患者や家族に説明することは、専門医でも難しい作業です。

実際にうつ病で向精神薬を服薬中の妊婦がかかりつけの精神科で妊娠していることを伝えると服薬をすぐ中止するように指示されたり、妊婦の自己判断で中止したりするケースもよく経験します。もちろん妊婦に対する薬物療法については慎重にならざるをえないのも事実ですが、妊婦の精神的安定が最優先されるべきでしょう。

うつ病に限らず他の精神疾患、ひいては内科疾患にも共通していえることとして、産婦人科以外の医師は薬物の催奇形性や胎児毒性に対して過敏になりすぎる傾向があります。必要性があって投薬されている薬剤を適切に服薬して原疾患をコントロールする重要性を、患者側はもちろん医療者側も認識しなければなりません。突発的な自殺企図や精神病症状がなく、中等度から重度のうつ病症状がなく、6カ月以上の抗うつ薬の服用があり、反復性のうつ症状がなければ投薬量を徐々に減量して中止することも可能であるとされていますが[2]、逆にいえばそうでない場合は服薬を続ける必要があるともいえます。

最近、妊娠第1三半期に抗不安薬を内服した妊婦を追跡調査し、先天異常のリスクは高くなかったとする大規模なコホート研究がイギリスから報告されました[3]。またうつ病の治療薬としてよく用いられている選択的セロトニン取り込み阻害薬（SSRI）と心血管奇形との関連も否定的と報告[4]されており、今までの「薬は胎児に悪い」という古い考え方を変えていかないといけない時代になってきたといえるでしょう。

分娩期の管理

2012年に報告されたうつ病合併妊娠についてのメタアナリシス[5]では、早産と低出生体重児はそれぞれ相対危険度が1.13、1.18と有意に増加するとされていますが、数字からみるとさほど重要ではないと思われます。また以前から関連が指摘されてきた胎児発育不全に関しては有意な増加はなかったとしています。

ここ最近、否定的となってきてはいるものの、SSRIに関する催奇形性についての過去の報告として、第1三半期の投与では心室中隔欠損症や心房中隔欠損症などの心血管奇形、頭蓋骨早期癒合症、臍帯ヘルニアとの関連や、第3三半期では新生児遷延性肺高血圧症との関連があります。

SSRIの投与を受けている妊婦から出生した児については、出生後にこれらの疾患を除外することで、母親や家族の不安も軽減されるでしょう。

産褥期の管理

産後のメンタルヘルス

周産期は女性が妊娠・出産という今までに経験のないダイナミックな体の変化を体験するとともに、母親となり育児という未知の世界にチャレンジする時期です。妊娠前と比べて劇的な生活リズムの変化が起こり、誰しもが多かれ少なかれストレスを感じるのはごく当然のことです。そのため産褥期は精神的な問題が発生しやすく、マタニティ・ブルーズや産後うつ病などの好発時期でもあります。

もともとメンタルに問題のない女性でさえも産褥期にはうつ病を発症しやすく、妊娠前からメンタルに問題のある女性は産褥期に増悪することが多いです。また産褥期はそれまで健診や入院のために頻繁に出入りしていた医療機関にまったく足を運ぶことがなくなり、医療的支援から遠ざかる時期でもあります。このため、その直前の時期に妊産婦と接触することができるわれわれ産科医療従事者が、メンタルヘルスに対するアセスメント技術をもっと磨いていかなければなりません。

産後うつ病のスクリーニング

うつ病患者において最も注意しないといけないのは自殺です。妊産婦の場合も同様であり、さらに産褥期のうつ症状増悪により児への虐待、さらには母子心中という最悪の転帰をとることだけは避けなければなりません。そのためには早期の介入が不可欠です。

産後うつ病のスクリーニングには、エジンバラ産後うつ自己評価票（Edinburgh Postnatal Depression Scale；EPDS）[6,7]があります。この評価法を用いた1万人を対象とする大規模調査[8]では、うつ病に限らず双極性障害（躁うつ病）や不安障害など、他の精神疾患もかなりの割合で検出されることが報告されています。精神疾患の早期発見・早期介入の手段として、退院前や1カ月健診時に利用してみることも一つの方法です。

赤ちゃんへのケア

お腹の中で胎盤を通して母体が内服している薬物を投与されている胎児が胎盤から切り離された後（つまり生まれた後）、その薬物がまったく投与されない状況になるため、それにより痙攣などのさまざまな症状を呈することがあります。これを新生児薬物離脱症候群といい、薬物の他にもカフェインやアルコールでも起こることがあります。通常は1～2週間で自然軽快し、薬物による直接的な後障害は残さないと考えられていますが、出生後には赤ちゃんに対する慎重な経過観察が必要です。

授乳については、これも妊娠中と同様で母児両方にとっての母乳栄養による利益と乳児の薬剤曝露によるリスクを比較検討することが必要となります。基本的には赤ちゃんに影響を与えるほどの薬剤の量が母乳中に移行してしまうような薬剤はごく一部のみであるため、多くの場合授乳を回避する必要はまったくありません。

退院指導

精神疾患を有する母体の周辺では、さまざまな社会的問題が複雑にからみあって存在することをしばしば経験します。一般的に精神疾患は産褥期に増悪することが多く、専門医による通常以上の

管理および支援が必要となります。特にうつ病は悪化する場合が多く、精神状態が変化しやすくなります。このため養育支援も24時間体制で継続していく必要性があります。

しかし、精神疾患をもつ患者はすでに周囲から孤立している場合が多く、近所や親族だけでなく家族からの支援も受けられないことがあります。このような場合はヘルパーや訪問看護、保健師への訪問依頼、場合によっては児童相談所などの公的支援を活用していくことが必要です。ただし、最も重要なのは患者自身の気持ちであることを忘れてはなりません。

保健指導のポイント

● 共感的な対応で接し、相手のペースで話をする技術を身につけましょう。

● 可能な限り保健指導の時間を設けて、少しずつ患者との信頼関係を構築しましょう。

● 妊娠、出産、育児に関して支援可能なキーパーソンを早めに探し出して協力を依頼しましょう。

● 産婦人科医、精神科医、看護師、助産師、保健師、ソーシャルワーカーなど、多職種と合同でカンファレンスする機会を設け、その内容を患者に還元しましょう。

● あらゆる可能性のある支援は行政職の協力がないと難しいため、各部署に連絡しましょう。

引用・参考文献

1) 日本精神神経学会精神科病名検討連絡会. DSM-5病名・用語翻訳ガイドライン（初版). 精神神経学雑誌. 116 (6), 2014, 429-57.

2) Yonkers, KA. et al. The management of depression during pregnancy : a report from the American Psychiatric Association and the American College of Obstetricians and Gynecologists. Obstet. Gynecol. 114(3), 2009, 703-13.

3) Ban, L. et al. First trimester exposure to anxiolytic and hypnotic drugs and the risks of major congenital anomalies : a United Kingdom population-based cohort study. PLoS One. 9(6), 2014 e100996.

4) Huybrechts, KF. et al. Antidepressant use in pregnancy and the risk of cardiac defects. N. Engl. J. Med. 370(25), 2014, 2397-407.

5) Grote, NK. et al. A meta-analysis of depression during pregnancy and the risk of preterm birth, low birth weight, and intrauterine growth restriction. Arch. Gen. Psychiatry. 67(10), 2012, 1012-24.

6) Cox, JL. et al. Detection of postnatal depression. Development of the 10-item Edinburgh Postnatal Depression Scale. Br. J. Psychiatry. 150, 1987, 782-6.

7) 岡野禎治ほか. 日本語版エジンバラ産後うつ病自己評価票（EPDS）の信頼性と妥当性. 精神科診断学. 7 (4), 1996, 525-33.

8) Wisner, KL. et al. Onset timing, thoughts of self-harm, and diagnoses in postpartum women with screen-positive depression findings. JAMA Psychiatry. 70(5), 2013, 490-8.

■ 福岡市立こども病院産科　住江正大

第 **3** 章

胎児の異常

1 双　胎

双胎の種類

二卵性双胎

一卵性双胎

二絨毛膜二羊膜双胎　　　　　一絨毛膜二羊膜双胎　　　一絨毛膜一羊膜双胎

胎盤が完全に２つに分かれるタイプと
胎盤の一部が癒着しているタイプがあります。

双胎の場合、胎児の向きによって
分娩方法が異なります。
医療機関で説明を受けてください。

第3章 胎児の異常

双胎ってなに？

双胎とは、子宮中に2人の胎児がいる状態です。卵膜を構成する絨毛膜（一部は胎盤になる）とその内側の羊膜の数によって、二絨毛膜二羊膜双胎、一絨毛膜二羊膜双胎、一絨毛膜一羊膜双胎の3つの種類に分かれます。二卵性の場合は二絨毛膜二羊膜双胎になりますが、一卵性の場合は受精卵が分かれる時期によっていずれの種類にもなります。「一絨毛膜」の場合は、胎盤が1つのため、胎盤によって2人の胎児の血管がつながり、双胎間輸血症候群（twin-to-twin transfusion syndrome；TTTS）などの合併症を持つことがあります。双胎の場合、流早産や妊娠高血圧症候群などの母体合併症や、胎児発育不全などの胎児の合併症の確率が高くなります。

治療はどうするの？　赤ちゃんへの影響は？

双胎の場合、先に挙げたいずれの種類でも、単胎妊娠よりは流産率が高く、約半数は早産となります。胎児発育に影響が出ることもあります。出生後の児の管理を考慮し、周産期母子医療センターなどの専門的な医療機関、あるいは連携が可能な医療機関での妊婦健診が望ましいでしょう。また、単胎妊娠よりも高い頻度での健診が必要となります。子宮頸管長の測定などによる切迫流早産の早期診断が大切で、自宅安静や早期からの入院となる場合も多いです。

一絨毛膜双胎の場合は、約1割に2人の胎児の血流のバランスが不釣り合いになるTTTSを合併するので、より注意深い観察が必要です。専門的な医療機関での超音波検査などによる経過観察が必要となります。TTTSは一方の羊水が増え（羊水過多）、他方の羊水が減少（羊水過少）することで診断が可能です。現在、全国に数カ所ある専門的な施設での胎児治療が可能なので、その場合は医療機関を通じて相談してもらうことが必要です。そのまま放っておくと約半数の胎児が周産期死亡や後遺症を合併しますが、治療によって多くの場合が助かるため、かかりつけ医から適切に紹介してもらうことが必要です。羊水過多のため急にお腹が出てきたといった症状がある場合は注意が必要です。

どんなことに気を付けて生活したらいいの？

双胎と診断された場合、まずは適切な診断を受けることが大切になります。自分がどのような種類の双胎妊娠なのか、十分に把握しましょう。受診の際には心配事なども含めて積極的に質問し、不安の解消に努めることが大切でしょう。また、専門的な医療機関を受診したい場合も積極的に医療機関に相談してください。

1

双胎

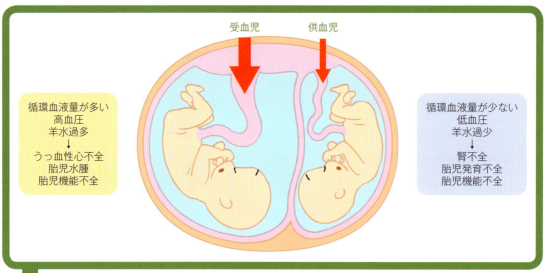

図1 双胎間輸血症候群（TTTS）
胎盤が1つのため、胎盤によって2人の胎児の血管がつながり、2人の胎児の血流のバランスが不釣り合いになることで胎児の循環不全が起こる。

病態生理

双胎妊娠は膜性により、二絨毛膜性（dichorionic；DC）と一絨毛膜性（monochorionic；MC）双胎に大別され、MC双胎はさらに一絨毛膜二羊膜双胎（monochorionic diamniotic；MD）と一絨毛膜一羊膜双胎（monochorionic monoamniotic；MM）に分類されます。双胎であること自体が、早産、子宮内胎児発育不全、妊娠高血圧症候群などの妊娠合併症や児の合併症において単胎と比較して高率になるため、ハイリスク妊娠としての管理が必要です。

また、MC双胎ではそれに加え一絨毛膜性胎盤を有するがゆえの合併症であるTTTS（図1）、selective IUGR、無心体双胎に伴うTRAP sequenceや双胎一児死亡ともなるacute feto-fetal transfusionといった問題も生じます。そのためDC双胎とMC双胎は異なる状況の双胎であることを認識して管理する必要があります。

妊娠期の管理

膜性診断

双胎妊娠において、妊娠初期の膜性診断が最も重要なポイントになります。妊娠5～8週ごろは2つの胎囊の間の絨毛膜が明瞭に描出されるため絨毛膜性の診断に適しています。MC双胎と診断した場合、すぐに羊膜性の診断を行う必要はありません。妊娠8～11週ごろが羊膜の描出に適しているので、その時期に一羊膜性か否かを鑑別しておきます。

流早産の予防

双胎妊娠の一般的な管理としては、流早産の予防が大切です。双胎妊娠の平均分娩時期はおおよそ妊娠35週であり、必ずしも流早産は避けられませんが、できる限り予防ないし早期に流早産徴

第3章 胎児の異常

表1 胎児鏡下胎盤吻合血管レーザー凝固術の適応基準

TTTSにおける適応基準	
妊娠16〜25週	最大羊水深度（MVP）8cm以上かつ2cm以下
妊娠26〜27週	MVP 10cm以上かつ2cm以下
Selective IUGRにおける適応基準	
妊娠16〜25週	小さい胎児の推定体重が−1.5SD以下 あるいは両胎児間の推定体重差が25％以上
	小さい胎児の臍帯動脈拡張末期血流異常（途絶または逆流）
	小さい胎児のMVP 2cm以下

候を把握することが重要となります。患者自身の子宮収縮の訴えや超音波断層法による子宮頸管長測定を行い、切迫流早産の診断に至った場合には、生活指導や投薬加療を積極的に行うことが望ましいでしょう。また、妊婦健診制度で定められた健診間隔よりも頻繁な受診を行うことが必要で、妊婦自身に十分な理解が得られるような説明が必要となります。貧血や妊娠高血圧症候群の頻度も高くなるため、合併症に留意して血液検査なども適宜追加することが望ましいでしょう。

MC双胎の場合

　MC双胎の診断に至った場合は、TTTSやselective IUGRとして病態が進行し胎児鏡下胎盤吻合血管レーザー凝固術の適応（**表1**）となるか否かを慎重に判断する必要があります。また、妊婦本人や家族にもMC双胎特有の合併症があることをあらかじめ説明しておくことが望ましいでしょう。ただし、これらの合併症は総じて約1割程度であり、むやみに不安をあおるような説明は避けることが大切です。

　MC双胎の経過観察の頻度は、妊娠16週ごろより1週間ないし2週間に1回程度が望ましいでしょ

う。それまで羊水量較差を認めなかった場合でも急激にTTTSへ進行する症例が存在するからです。毎回の診察において両胎児の推定体重、最大羊水深度、臍帯動脈・中大脳動脈・静脈管の超音波パルスドプラ波形による評価を行うことが望ましいでしょう。特に小さい児の臍帯動脈拡張末期血流異常を認める場合は、TTTSやselective IUGRとして治療基準に該当するか、観察頻度を増やして管理することが推奨されます。また、急激な腹部の増大やのどの渇きといった羊水過多の進行に伴う症状について注意喚起をすることが大切です。いったん治療基準となれば、専門の治療施設との連携を図ることが肝要です。

分娩期の管理

　双胎妊娠の分娩方法について一定の基準はありません。先進児が頭位であれば経腟分娩可能とする施設、両胎児ともに頭位でなければ経腟分娩を選択しない施設など、さまざまです。そのため、妊娠中に事前に自施設での分娩管理の方針を説明し、妊婦の理解を得ておくことが必要です。早産

児や低出生体重児としてNICUでの管理が必要となる場合も多く、プレネイタルビジットを活用して分娩前より新生児管理について紹介することも必要な場合があります。

双胎は分娩時出血量が多く後産期の過多出血のハイリスクです。そのため分娩後早期は積極的に子宮収縮を図り、弛緩出血を予防ないし対処することが必要です。

産褥期の管理

児は早産児・低出生体重児となり新生児管理を必要とする場合が多く、そのため母児分離となることが多くなります。また、2人の児を同時に育てていく必要があるため、母体には精神的にも負担を強いることとなります。そのため心理的サポートに十分に気配りする必要があります。また、パートナーを含めた家族環境に配慮した産後ケアを進める必要があります。

保健指導のポイント

双胎妊娠の妊婦の多くは種々の情報源より「自分はハイリスク妊娠だ」との認識を抱いている場合が多くあります。妊婦健診などの受診時にも医師より合併症などの説明を受ける機会が多くなります。子育てへの不安も強いです。そのためリスクを抽出し説明することに専心せず、常に傍らにいて相談のできる立場として医療者が付き添っていることを認識してもらい、安心感を得るように努めることが必要です。

的確な保健指導と安心感を両立させるには、医療者自身の十分な知識と理解、妊婦に向き合う姿勢の両者が必要です。また、新生児医療の経験や知識も保健指導における大いなる助けとなるでしょう。

■川崎医科大学産婦人科学2教授　中田雅彦

2 胎児発育不全

胎児の発育

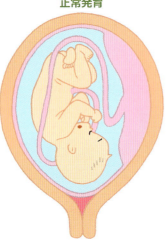

正常発育

胎児発育不全

頭の発育は保たれるが、体がやせているパターンが多い

羊水が減少する場合、臍帯の圧迫に注意

栄養・酸素不足
↓
胎児の尿量減少
↓
羊水量減少

胎盤の機能不足が原因となることが多い
↓
十分な栄養・酸素が胎児に送られない
↓
発育不全

発育不全で生まれた赤ちゃんの予後

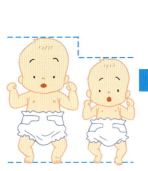

出生直後

正常　発育不全

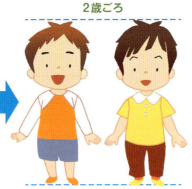

2歳ごろ

ほとんどの子が正常発育に追いつきます。

早産で生まれた赤ちゃんは正常発育に追いつく確率が低くなります。
↓
成長ホルモン補充療法により正常発育に近づけるようになりました。

胎児発育不全ってなに？

　胎児発育不全とは、胎児の発育が妊娠週数の割に小さい状態です。その原因は多岐にわたりますが、胎児に送られる栄養や酸素が不足するなど、子宮内環境がよくないことが大半を占めます。妊娠高血圧症候群や母体合併症（膠原病や糖尿病など）がその原因となる場合もありますが、原因がはっきりわからないものも珍しくありません。一部で喫煙、飲酒、極端なダイエットなど、母体の生活習慣が関係している場合もあります。多くはありませんが、胎児自身に原因がある場合もあります。そのような場合は先天感染や染色体異常などが関連することもあり、その後の経過がよくない場合もあります。

妊娠中はどうするの？

　胎児の発育が悪いからといって、母体が余分に栄養を摂取しても発育不全は改善しません。通常どおりバランスのよい食事を心がけることが大切です。一方、発育不全の胎児は子宮収縮の際に血流が悪くなり、ストレスを受ける可能性があります。羊水が減ってしまった場合は、へその緒が圧迫される可能性があるためさらに注意が必要です。また発育不全の母体は後々妊娠高血圧症候群を発症することもあり、血圧や尿蛋白に注意が必要です。胎児や母体の状態によっては妊娠継続がかえってリスクとなってしまうこともあり、分娩の時期が早まったり、分娩方法として帝王切開が選択される場合もあります。

出生後の児の治療とケアは？

　発育不全で生まれた赤ちゃんは、通常発育の赤ちゃんよりも呼吸や循環の状態が不安定になりやすく、多くの場合、新生児科の先生のもとで管理をしてもらうことになります。早い妊娠週数で分娩となった場合は特に注意が必要です。通常の早産児よりも消化器疾患（腸閉塞、腸炎）や網膜症になる危険性が高くなるといわれています。

見通し

　発育不全で生まれた赤ちゃんのほとんどが2歳までに正常発育に追いつきます。しかし、早産で生まれた場合は正常発育に追いつく確率が低くなります。近年、正常発育に追いつかない子に対して成長ホルモン補充療法が認められました。これにより発育が伸び悩んでいる子も、より正常発育に近づけるようになりました。また最近、発育不全で生まれた赤ちゃんは大人になった際に、心血管疾患や糖尿病といった生活習慣病のリスクが高くなる可能性が指摘されています。しかし、そのメカニズムの多くはわかっておらず、今後の検証が必要です。注意をしてあげることは大切ですが、必要以上に心配しないようにしましょう。

表1 胎児発育不全の分類 (文献1より改変)

	均衡型FGR （type I FGR）	不均衡型FGR （type II FGR）
	頭部、体幹ともに発育不全	頭部の発育は保たれるが、 体幹の発育が悪い
原因	・染色体異常 ・妊娠早期の感染（TORCH症候群） ・妊娠早期の薬物服用 ・遺伝的素因	・胎盤・臍帯の異常（周郭胎盤・分葉胎盤、臍帯付着部異常など） ・母体合併症（PIH、糖尿病、膠原病、抗リン脂質抗体症候群など）
病型	胎児発育不全型 （fetal hypoplasia）	胎児栄養障害型 （fetal malnutrition）
発生時期	妊娠20週前後	妊娠28週以降
頻度	20～25％	75～80％
先天異常	33％	3.2％

病態生理

　胎児発育不全（fetal growth restriction；FGR）は胎児の推定体重、あるいは腹囲が妊娠週数と比して小さいことによって診断されますが、発育パターンによって大きく2つに分類されます（表1)[1]。

不均衡型FGR

　FGRの大半を占める不均衡型FGRの病態は、子宮胎盤循環不全による胎児の栄養障害が主体と考えられます。そのため胎児においては、少ない酸素・栄養を効率よく重要臓器に供給するため血流再分配現象が起こります。それによって脳血流が優先的に維持されるため頭部の発育は保たれますが、皮下脂肪や筋肉への血流は制限されるため、体幹を中心に発育不全が生じると考えられます。

　また血流再分配の結果、羊水過少症を伴うことがあり、臍帯圧迫による血流障害も胎児の低酸素を助長します。

胎盤機能不全に伴うFGR

　胎盤機能不全に伴うFGRの場合、胎児はもともと酸素分圧が低い状態で胎内生活をしているため、低酸素に対する予備力が低くなります。

　子宮収縮が起こった際、収縮した子宮筋によりらせん動脈が圧迫され、絨毛間腔へ供給される血流が減少します。その際、母体からの酸素供給量が減少するため胎児のpO_2の低下が起こりますが、正常発育の児であれば少々pO_2が低下してもそれに耐えられる予備力を備えています。しか

し、予備力のないFGR児は、子宮収縮に伴うpO$_2$の低下が化学受容体の閾値を下回ってしまうため迷走神経反射が起こり、それが遅発一過性徐脈として現れます。子宮収縮の開始から遅発一過性徐脈の出現の時間が短い児ほど、予備力が低下している可能性があり注意を要します[2]。

妊娠期の管理

FGRの原因によって、その後の管理や対応が大きく異なるため、可能な限り原因を追求します。形態異常や羊水過多を伴う場合は染色体異常の関与を疑います。不均衡型FGRに羊水過少を伴う場合や、臍帯動脈のPI値の上昇、子宮動脈波形のnotchは、胎盤機能不全に伴うFGRを示唆する所見となります。

治療法

FGRの治療法として以前よりさまざまな試みがされてきました。しかし、栄養・食事療法や安静臥床、胎盤機能不全を予防するためのアスピリンの投与に関しても明らかな効果が証明されたものはありません。

FGR児の状態を根本的に改善させることは困難と考えられますが、Takahashiらは羊水過少に伴う臍帯圧迫所見のある重症FGR児に対して、経腹的人工羊水注入を行いよい子宮内環境で妊娠期間を延長することが、児の予後改善につながる可能性を報告しました。従来の管理では早期娩出しか選択肢がない重症FGR児に対する新たな治療法として期待されます[3]。

FGR児の観察

現時点でのFGR管理は、胎児の状態を正確に評価し、適切なタイミング、方法で児を娩出することに尽きるといえます。しかし、FGR児の状態をどのような方法で、どれぐらいの間隔で観察したらよいかは明確にされていません。

近年、従来のノンストレステスト（non-stress test；NST）、バイオフィジカルプロファイルスコア（biophysical profile score；BPS）に加えて、胎児血流計測による評価の有効性が検討されています。現在のところ明らかに有効とされているのは臍帯動脈のみであり、臍帯動脈の途絶・逆流は周産期死亡率の上昇と関連しており、娩出のタイミングを判断するのに有効とされています。また、エビデンスとしては不十分ですが、胎児の静脈系の血流異常が胎児のアシドーシスと関連するという報告[4]が認められます。今後こうした血流計測がFGR児管理の重要な位置を占めるようになるかもしれません。

入院管理

前述のとおり、入院管理がFGRの予後を改善するというエビデンスはありません。しかし、もともとFGR児は低酸素に対する予備力が乏しいうえ羊水過少を伴うことも多く、子宮収縮やそれに伴う臍帯圧迫が児の低酸素を引き起こす可能性があります。そのため羊水過少を伴うFGR児は入院管理が望ましく、子宮収縮増強時や胎動減少時はより注意深く胎児心拍数モニタリングを行う必要があります。

分娩期の管理

分娩時期

FGR児の分娩時期に関して行われた検討はい

くつか存在します。GRIT（The Growth Restriction Intervention Trial）は、妊娠34週未満での娩出のタイミングを検討したランダム化比較試験（RCT）です。妊娠34週未満で児のwell-beingに確証が持てないFGR児に対し、早期娩出と経過観察を比較した検討ですが、両者に周産期生存率の差はなく、6～12歳での発達にも優位な差を認めませんでした。DIGITAT（Disproportional Intrauterine Growth Intervention Trial at Term）は妊娠36週以降のFGR児に対して、早期娩出か経過観察のどちらがよいかを検討したRCTです。その結果、両群間で新生児予後に差はありませんでしたが、対象が少ないため個々の予後を判定するには不十分とされています。また、妊娠34～36週のFGR児の至適分娩時期を判断するのに、信頼できるRCTは存在しません。結局のところFGR児の娩出に関し、至適のタイミングや方法は明確になっていないのが現状です。

米国産婦人科学会（American College of Obstetricians and Gynecologists；ACOG）のPractical Bulletinの記載によると、現時点で入手できるデータと、米国の専門家による合同カンファレンスでの統一見解では、①FGR単独の場合は、妊娠38週0日～妊娠39週6日までの分娩を、②FGRに加えて、羊水過少、臍帯動脈血流異常、母体のリスクファクターなどがある場合は、妊娠34週0日～妊娠37週6日での分娩が提案されています[5]。

分娩様式

分娩様式に関しては、FGRのみでは帝王切開の適応にはなりません。通常の胎児心拍所見に加え、羊水量、血流計測所見から分娩時の児の状態を予測する必要があります。またFGR児は潜在的に低酸素状態であること、状況によっては吸引・鉗子分娩による急速遂娩が困難なこともあるため、分娩時は可能な限り連続モニタリングを行い、通常の児よりも早い基準での帝王切開決定が必要と考えます。

出生後の児の治療とケア

FGR児の多くは出生後にSGA（small-for-gestational age）児と診断されます。SGA児は正常発育の児（appropriate-for-gestational age；AGA）と比較して、短期的にも長期的にもさまざまな合併症のリスクが上昇します。

短期的な問題点

出生直後には新生児呼吸窮迫症候群（respiratory distress syndrome；RDS）、低血糖、低カルシウム血症、血液異常（多血症、血小板減少、白血球減少）、動脈管開存などに注意する必要があります。RDSに関しては、在胎28週未満の早産ではSGA児のほうがRDSの発症頻度は低くなりますが、late preterm出生の場合は、SGA児のほうがAGA児よりもRDSの発症頻度は高いため、呼吸障害の程度を十分に観察する必要があります。

在胎28週未満で出生したSGA児に関してはより注意が必要です。通常の早産児と比較して、壊死性腸炎、重度の網膜症、慢性肺疾患となる確率が有意に高くなります[6]。特に胎児期に臍帯動脈血流異常を認め、血流再分配が起こっていたと考えられる児では、胎児期に腸管への血流が減少しており、腸蠕動の低下、腸粘膜バリアの異常など

から壊死性腸炎や胎便関連腸閉塞のリスクが上がります。動脈管開存がある場合は出生後も腸管血流が減少した状態が続くので、胎便病のリスクが上がります。

長期的な問題点

長期的な問題点としては、低身長や成人期の生活習慣病との関連が指摘されています。特に在胎32週未満で出生したSGA児は低身長のハイリスク群です。多くのSGA児は出生後急速に身長が伸び、約90％が生後2歳までに基準値の−2.0SDを超えキャッチアップします。しかし、在胎32週未満、あるいは1,000g未満のSGA児が3〜5歳時点でキャッチアップする割合は70％前後であり、32週以上のSGA児と比較して明らかに低くなります[7]。また、在胎週数や出生体重にかかわらず、2〜3歳までに身長が−2.0SDを超えない場合は、その後キャッチアップする可能性は低くなります。そのような場合SGA性低身長と診断され、その他適応を考慮されたうえで、3歳以降に成長ホルモン補充療法の対象となります。

また近年、胎児期の発育環境（子宮内環境）が、児の成人期まで続くさまざまな疾病に影響を及ぼす、Developmental Origins of Health and Disease（DOHaD）という概念が話題となっています。当初いわれていた心血管疾患や肥満、耐糖能異常のみならず、腎疾患や呼吸器疾患、精神疾患に及ぶまでその対象が広がっています。しかしこれらの多くはあくまで疫学調査の結果であり、そのメカニズムに関してはほとんど解明されていません。

保健指導のポイント

FGRの多くは偶然起こってしまうものであり、母親に落ち度はないことを説明します。

SGA児の生後に関しては、短期的にも長期的にも注意することは多数ありますが、リスクを予測して管理を行えば、決して予後不良ではないことを伝えます。

FGRと成人期のさまざまな疾患との関連が報告されていますが、このような情報は家族に過度の不安を与える可能性もあり、患児の家族とのコミュニケーションを密にする必要があります。インターネットの情報だけに惑わされず、不安がある際は専門家に相談し、児の状態に合わせた対応を考慮するように説明します。

引用・参考文献

1) 茨聡. "胎児発育異常". 産科合併症. 改訂2版. 村田雄二編. 大阪, メディカ出版, 2013, 446-50.

2) Itskovitz, J. et al. The mechanism of late deceleration of the heart rate and its relationship to oxygenation in normoxemic and chronically hypoxemic fetal lambs. Am. J. Obstet. Gynecol. 142(1), 1982, 66-73.

3) Takahashi, Y. et al. Amnioinfusion before 26 weeks' gestation for severe fetal growth restriction with oligohydramnios: preliminary pilot study. J. Obstet. Gynaecol. Res. 40(3), 2014, 677-85.

4) Baschat, AA. et al. Venous Doppler in the prediction of acid-base status of growth-restricted fetuses with elevated placental blood flow resistance. Am. J. Obstet. Gynecol. 191 (1) , 2004, 277-84.

5) American College of Obstetricians and Gynecologists. ACOG Practice Bulletin no. 134 : fetal growth restriction. Obstet. Gynecol. 121 (5), 2013, 1122-33.

6) Garite, TJ. et al. Intrauterine growth restriction increases morbidity and mortality among premature neonates. Am. J. Obstet. Gynecol. 191(2), 2004, 481-7.

7) Itabashi, K. et al. Longitudinal follow-up of height up to five years of age in infants born preterm small for gestational age : comparison to full-term small for gestational age infants. Early Hum. Dev. 83(5), 2007, 327-33.

■ 国立病院機構長良医療センター産科　**岩垣重紀**

3 心室中隔欠損症

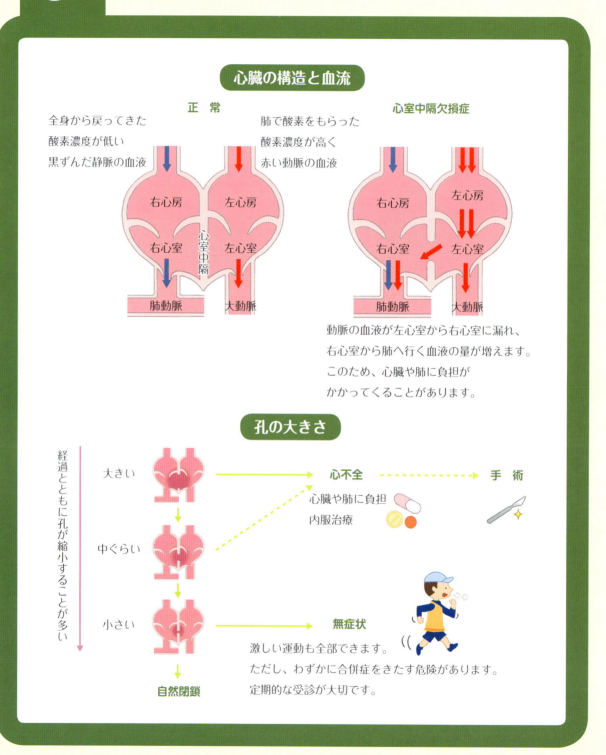

第3章 胎児の異常

心室中隔欠損症ってなに？

　生まれつきの心臓に構造異常がある病気「先天性心疾患」は100人の赤ちゃんに1人ぐらいの頻度が高い病気ですが、そのなかで一番多い病気が「心室中隔欠損症」で先天性心疾患の15〜20％ぐらい、つまり500人に1人ぐらいが持っている病気です。

　心臓には4つの部屋（右心房、右心室、左心房、左心室）があります。そのうち右心室と左心室を分ける壁が「心室中隔」で、ここに孔が開いているのが心室中隔欠損症です。肺で酸素をもらった動脈の血液が左心室から右心室に漏れ、右心室から肺に行く血液の量が通常より増えます。このため、心臓や肺に負担がかかってくることがあります。静脈の黒ずんだ血液は左心室のほうに入らないので、赤ちゃんの顔色が悪くなる「チアノーゼ」はありません。

妊娠中はどうするの？

　胎児超音波検査で生まれる前に見つかることもありますが、心臓全体の形自体には大きな異常はないため、心室中隔欠損症だけでは専門病院でも見つかりにくいことも多いです。もし胎児期に見つかっても、これのみでは特に心配はいりません。お母さんのお腹の中ではまだ肺で呼吸をしていないため、肺には血液が流れにくいようになっています。このため、心室中隔欠損症があっても、左心室から右心室に血液は漏れず、心臓や肺に負担がかかってくることはありません。

　あとは、お母さんのお腹の中で予定日近くまでしっかり育って、成熟して生まれてきたほうがよいので、切迫早産にならないように注意してください。

出生後の児の治療とケアは？

　生まれて自分の肺での呼吸を始めると、次第に肺に血液が流れやすくなり、心室中隔欠損の孔を通って左心室から右心室に漏れて、肺に流れる血液の量が増えてきます。そのため、孔が大きいときは、生後1〜2週ごろから心臓や肺に負担がかかり始め、数カ月の間徐々に負担が強くなっていきます。心臓に負担がかかると、赤ちゃんの呼吸がまるで走った後のように荒くなったり、汗が増えたり、お乳を飲む量が減ってきたりします。

　負担がかかってくるときには、飲み薬で治療しますが、それでも負担が強いときには、孔を閉じる手術が必要になります。ただし現在は新生児の心臓手術でも安全に行え、心室中隔欠損症の手術で死亡することはほとんどありません。

ペリネイタルケア 2015 新春増刊 205

心臓の負担があるときには、冬に流行しやすい特定の風邪ウイルス（RSウイルス）にかかると重症になることがあるため、2歳までは予防のための注射を受けたほうがよい子もいます。

見通し（予後）

孔が大きいと、心臓や肺の負担が強くなり、生後数カ月で手術が必要になります。孔が中ぐらいの大きさであれば、飲み薬で負担をとることができます。小さい孔であれば、特に負担はかからず、一生そのままでも問題なく過ごせます。マラソンなどの激しい運動もすべてできます。

それから、心室中隔欠損症の孔は、「だんだん小さくなる」という性質があり、そのまま自然に閉鎖して完治することも多いです。ただし、孔が小さくなるスピードは、それぞれの子によって違います。最初は大きな孔でも、飲み薬で見ているうちに、みるみる小さくなり手術が必要でなくなり、そのまま閉じてしまうこともあります。逆に中ぐらいの孔と思っていても、なかなか小さくならず、心臓の負担がとれずに手術が必要になることもあります。

将来、小さい孔でも残っている場合は、運動面に問題はありませんが、いくつか重大な合併症の危険性はあり、その予防が重要です。たとえば、虫歯の治療のときに抗生物質を飲む必要があるなど、注意点があります。したがって、孔が残っている間は、定期的な診察を必ず受けてください。

知能には普通はまったく影響ありません。ただし、心臓の病気以外に他の全身の病気（染色体の異常など）を持っていれば、それによる影響があるかもしれません。また、手術の合併症で、まれに知能的な影響が残ることがあります。

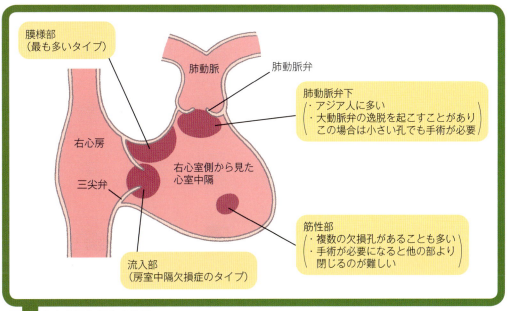

図1 心室中隔欠損症の位置

病態生理

心室中隔欠損症は、先天性心疾患のおよそ15〜20％、つまり500出生に1例ぐらいの非常に高い頻度で認められる疾患です。

胎児期に診断される症例は少なく、超音波検査による四腔断面像のみのスクリーニングでは大きな欠損孔でも発見できないことが多いです。カラードプラを使用することなどにより診断率は高くなります。

多くの症例は出生後に診断されます。生後1〜2日に心雑音が聴取され、心臓超音波検査で診断されます（通常、出生当日に心雑音はない。0生日での心雑音はむしろ心室中隔欠損症以外の異常の存在を疑う）。

病型分類

心室中隔欠損症には、欠損孔の解剖学的位置により、流出路（肺動脈弁下）、膜様部、流入部、筋性部に大きく分けられます（図1）。ただし、学派により分類法、名称に少し差があります。しかし、いずれの分類法を使用するにせよ、それぞれの解剖学的位置によって注意すべき合併症に異なる点があり、新生児期以降の治療計画、手術計画などを立てる参考にします。例えば、肺動脈弁下の欠損孔では、大動脈弁の右冠尖が欠損孔にはまり込む「逸脱（prolapse）」を起こして大動脈弁閉鎖不全をきたす危険性があるという合併症がよく知られており、この場合は小さな孔でも手術が必要となります。

欠損孔の大きさにより、大欠損孔、中欠損孔、小欠損孔などと表現されることも多く、生後の臨床的経過を予測する参考となります。孔の直径が4〜5mm以上の大欠損孔では、左右短絡血流が多く、乳児期に心内修復術を行う可能性が高くな

ります。逆に、直径が2mm未満の小欠損孔では、短絡血流は極めて少ないため心臓に負荷はかからず、強い運動強度のスポーツなども可能です。日常生活では感染性心内膜炎の予防に気をつける、などの注意点がある程度です。

心不全出現の病態生理

胎児期には、右心室と左心室は等圧であり、欠損孔があっても短絡血流はほとんどありません。したがって、他の心合併症がない限り、出生前に心不全をきたすことはありません。

出生後に肺血管抵抗が低下してくると欠損孔を介して左右短絡血流が始まります。生後1〜2日すると血流も増えて心雑音として聴取できるようになってきます。その後も次第に肺血管抵抗は低下し、早い症例では生後1週間ほどから短絡血流量も増えてきて心不全症状が認められるようになります。その後、肺血管抵抗が徐々に低下する生後2〜3カ月にかけて、次第に心不全も増悪していきます。

一方、心室中隔欠損症では、自然閉鎖傾向があるのが特徴です。このため、経過とともに欠損孔が縮小し、短絡血流が減少して心不全が軽減消失する症例も多いです。

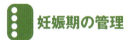

妊娠期の管理

前述のとおり、心室中隔欠損症が胎児期に診断される頻度は高くありません。ただし、胎児診断症例では、新生児症例と異なり、顔貌や全身の異常がわかりにくく染色体異常などの全身疾患の除外が難しいため、常に基礎疾患が存在する可能性を念頭に管理を進める必要があります。特に胎児発育不全（fetal growth restriction；FGR）の症例で精査の途中に心室中隔欠損症が見つかったときには、注意が必要です。

出生後の児の治療とケア

出生後は、心不全症状の出現をチェックすることが重要です（図2）。産科の新生児室で注意する心不全症状には、多呼吸、発汗、哺乳量の低下、体重増加不良などがあるため、これらの状態を確認して記録します。また、退院までには、母親がこれらの状況を家でも判断できるようにサポートします。なお、チアノーゼや経皮酸素飽和度モニターでの酸素濃度低下は、心室中隔欠損症では通常は認められません。もしこれらを認めるときは、むしろ他の心疾患や肺疾患の存在を疑います。

退院までには必ず小児循環器疾患の診断に精通した医師の診断を受け、今後の経過観察計画、治療計画を立てるようにします。

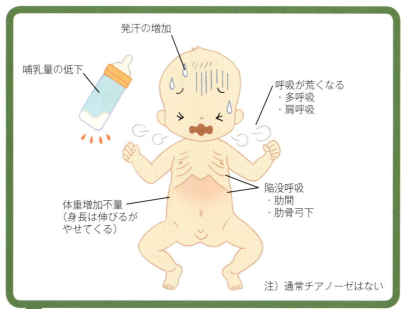

図2 新生児・乳児の心不全症状

保健指導のポイント

● 児の将来の見通しを説明するときの注意点

　胎児期に診断されると、母親や他の家族の不安が大きく、予後はよい疾患であっても過度に心配することもあります。しっかりと精神的なサポートができているかを、常に確認するようにします。

　疾患について十分に理解できているか、小児循環器の専門医に説明された将来の見通しについて、明確になっているかを確認します。心臓病の病態などは医療者であっても、理解しにくいことはしばしばあるものです。1～2回の説明で正確に理解するのは難しい内容であることを家族にも伝え、不明確な点があれば、遠慮なく何度でも質問してよいことを説明してください。

　小欠損孔の症例では、心不全が出ることはないので、心配しすぎて過度の生活制限にならぬよう、普通に生活してよいことをよく説明してください。普通に保育園などにも行ってよいですし、風邪を引いたときの対処法も他のお子さんと変わりはありません。

　将来的には、小欠損孔などで症状がなくても、完治まではフォローを必ず受けるように指導をしてください。

■ 久留米大学医学部小児科学教室准教授／久留米大学病院総合周産期母子医療センター新生児センター長　**前野泰樹**

4 口唇口蓋裂

口唇口蓋裂のいろいろな型

上唇は人中に沿って、口蓋は真ん中に裂が生じます。

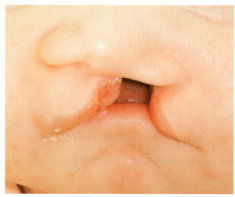
片側性完全唇顎口蓋裂

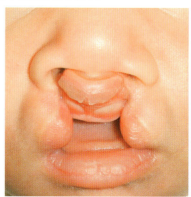
両側性唇顎裂

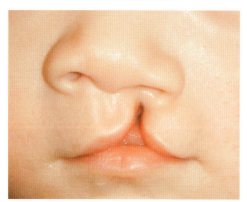
片側性不完全唇裂

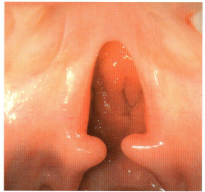
硬軟口蓋裂

見通し（予後）

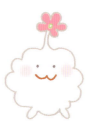

口唇口蓋裂は自然に治りませんが、出生後に手術を含めた適切な治療を受ければほとんど障害を残すことなく治ります。

口唇口蓋裂ってなに？

　顔や口は胎生（命を授かってから）4〜12週ごろにかけて作られます。上唇（うわくちびる）と口蓋（うわあごの天井の部分）は3つのパーツがくっついて出来上がりますが、いろいろな理由でうまくくっつかない部分があると、裂（裂け目）として残ってしまいます。裂が残る場所は左ページの写真のようにさまざまですが、上唇は人中に沿って、口蓋は真ん中に裂が生じます。これらをひっくるめて「口唇口蓋裂」といいます。

　日本人では500人に1人くらいの割合で起こるとされており、妊娠20週ごろの胎児超音波検査で見つかることが多くなりました。しかし、顔が隠されている場合や口蓋裂単独の場合は超音波検査での発見は難しく、出生後に初めてわかることも少なくありません。

妊娠中はどうするの？

　胎児超音波検査で口唇口蓋裂を指摘されたら、口唇口蓋裂の治療ができる口腔外科または形成外科で説明を受けてください（産科の医師にどこへ行けばよいかを聞くとよいでしょう）。心臓など他の部位の異常を伴うことがあるので、検査を受けた産科の先生に相談してください。

出生後の児の治療とケアは？

　裂の場所により治療時期や方法は異なります。出生後、うまく哺乳できない場合は哺乳指導や、哺乳を助ける哺乳床を上あごに取り付けることがあります。裂の閉鎖は全身麻酔下の手術療法が主体となりますが、上唇の手術は生後3カ月以降、口蓋の手術は1歳半が目安になります。その後、成長終了まで成長段階に応じて言葉の訓練、歯科矯正などの継続的な治療が必要です。このため、治療プログラムを変えないよう、できるだけ同じ医療施設で治療を受けることをお勧めします。

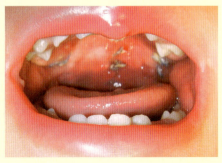

口蓋形成術後1週（p.210 左上の症例）

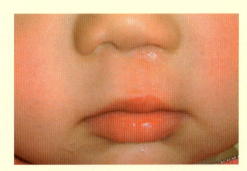

口唇形成術後1年（p.210 左上の症例）

病態生理

先天性外表奇形の約70％が顔面・頭部に現れるなかで、口唇口蓋裂は発生頻度が高く、日本人では出生1,000人当たり約2人とされています。

胎生4〜12週の間に、上唇は内側鼻隆起と上顎隆起が、口腔内は正中および外側口蓋突起が前方から順に癒合して口唇、歯槽、口蓋が形成されていきます（図1）が、口唇口蓋裂はこの過程での癒合不全と考えられています。癒合不全の生じ方によりさまざまな裂型をとりますが、上唇では人中に沿って、口蓋では一次および二次口蓋の癒合部に沿う形で定型的な裂が生じます。

顔面では他に正中裂（中顔面、下顎）、斜顔裂、横顔裂などが生じますが、発生頻度は低く、いずれも出生10万人当たり数人とされています。

口唇口蓋裂児の生命予後

口唇口蓋裂児の大多数は合併異常がないか、他の外表小奇形を伴うのみであり、生命予後はよく、適切な治療を受ければ問題なく社会生活を送ることができます。このタイプの口唇口蓋裂の発生原因は、遺伝と母体内環境の要因が混在する多因子とする説が主流ですが、全体の約5％は母体内環境のみに起因する胎芽病もあると考えられています。

しかし、全体の15〜25％は染色体異常および遺伝子異常に起因した先天異常症候群を有するか、他に大きな先天異常を合併しています。このタイプの口唇口蓋裂児の生命予後はまちまちで、社会生活にも困難を伴うことが多く、障害に即した対応が求められます。

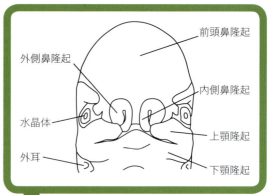

図1 胎生6週ごろの顔面

前頭鼻隆起から発生した内側鼻隆起と上顎隆起が癒合して上唇が形成される。

口唇口蓋裂による障害

口唇裂においては、裂による口唇の不連続、断裂した口輪筋の付着異常とこれに伴う上唇の短縮および外鼻変形が生じます（図2）。このため口唇閉鎖が不能となるだけでなく、吸啜動作により乳首が断裂した歯槽に押し付けられ、歯槽部および外鼻の変形が生じます。

口蓋裂も、裂による口蓋の不連続、断裂した口蓋咽頭筋群の付着異常と、これに起因する軟口蓋の短縮により鼻咽腔閉鎖機能不全が生じます（図3）。このため、出生直後は嚥下困難を生じやすくなります。また、この状態では声門を通過した呼気を口腔に集めることができず、正常な発音は不可能です。

妊娠期の管理

胎児超音波検査で口唇口蓋裂が発見されたら、口唇口蓋裂治療を専門的に行っている口腔外科または形成外科に紹介し、カウンセリングを受けさせて、両親や家族が児を受け入れられる環境を作

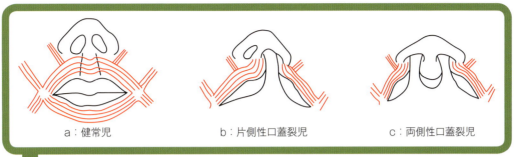

図2 上唇の口輪筋の走行

a：健常児の口輪筋は口唇の周囲をリング状に走行している。
b：片側性口唇裂児では上唇の口輪筋は断裂して、その断端は健側は鼻柱基部に、患側は鼻翼基部に付着する。
c：両側性口唇裂児では上唇の口輪筋の断端は両側とも鼻翼基部に付着し、中間唇には筋組織はほとんど存在しない。

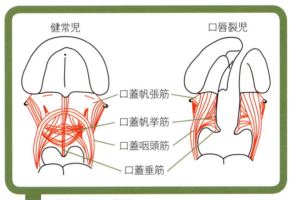

図3 口蓋部の筋の走行

健常児では軟口蓋の筋はリング状になって軟口蓋を挙上し、鼻咽腔閉鎖を可能にしているが、口蓋裂児の筋は正中部で断裂してそのほとんどが硬口蓋後端に付着しており、鼻咽腔閉鎖は不可能である。

ることが重要です。他の先天異常を合併していることもあるので、説明の際は注意してください（保健指導のポイント参照）。

分娩期の管理

頭蓋・顔面に異常を持つ児の中には下顎が小さい児がおり、出生時の児の呼吸障害に注意が必要です。特に、耳介の付着位置が低い児は下顎が小さいため注意を要します。

産褥期の管理

児の出生後に母親の不安が強いようなら、前述の専門医療施設に連絡をとり、出生後のカウンセリングおよび児の哺乳指導を受けさせ、不安を取り除きます。

出生後の児の治療とケア

哺　乳

　出生後に呼吸障害がなければ、口唇口蓋裂以外の外表奇形の有無を確認します。哺乳させる場合、仰臥位での哺乳は口蓋裂があると乳汁が鼻腔へ流入するため呼吸できません。このため、できるだけ体を起こして抱き、あれば口蓋裂児用の乳嘴（国内ではピジョン、チュチュベビー、ヌークなどのブランドから販売されている）を用いて哺乳させます。

　1日の哺乳量が大きく不足するときは緊急避難的に経鼻胃管を用いることもありますが、呼吸障害がない児は何度か試みれば多くは哺乳可能になります。哺乳時に多量の空気を一緒に飲むので、授乳後は軽く背中を叩いておくびをさせ、胃内の空気を排出させる必要があります。呼吸障害がある場合は専門医療機関への対診が必要です。経口で必要量が哺乳できれば退院可能です。

手　術

　唇顎口蓋裂（上唇から口蓋まで通して裂がある場合）では、哺乳と手術前の顎（歯槽）矯正を目的に、専門医療機関で哺乳床が通常装着されます。

　口唇形成術は新生児黄疸が消失する3カ月以降に、全身麻酔下に行われます。両側性の場合は1回で両側を手術する場合と、約3カ月の期間をあけて片側ずつ手術する場合があります。

　口蓋形成術は、言語と上顎骨の発育を考慮して1歳6カ月ごろに全身麻酔下に行われるのが一般的でしたが、近年は手術法が改良され、2回に分けられることも多くなりました。おおむね2歳ごろまでに手術による治療が終了します。

　その後、言語聴覚士による言語訓練に入りますが、口唇口蓋裂児は中耳炎に罹患しやすく、訓練に必要な聴力を担保するため早期に耳鼻咽喉科での管理と治療が必要になることが多くなります。

　就学期から歯科矯正治療を開始し、顎裂（歯槽部の裂）がある場合は永久犬歯萌出時（9歳頃）を目安に顎裂部骨移植術を行い、歯槽骨の連続性を回復します。18歳未満の手術、歯科矯正治療には自立支援医療制度が適用されます。

保健指導のポイント

　児の将来の見通しを説明するときの注意点として、以下のことに留意しましょう。

　口唇口蓋裂児の多くは顔面、口腔の外表奇形をもつのみであるため、適切な治療後は問題なく社会生活を営むことができます。このため、口唇口蓋裂治療を担当する医療施設の選択が重要です。時に成長とともに精神発達遅滞など他の異常が明らかになることがあるため、将来の見通しに含みを持たせておきます。

参考文献

1) 高橋庄二郎. 口唇裂・口蓋裂の基礎と臨床. 東京, 日本歯科評論社, 1996, 796p.

2) Moore, Persaud 原著. ムーア人体発生学. 原著第8版. 瀬口春道ほか訳. 東京, 医歯薬出版, 2011, 505p.

■九州大学大学院歯学研究院口腔顎顔面病態学講座口腔顎顔面外科学分野教授　森　悦秀

memo

5 ダウン症候群

ダウン症候群の基礎知識

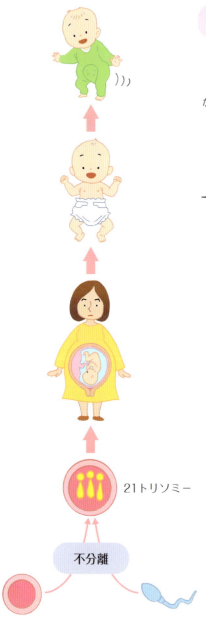

独り歩き：2〜2歳6カ月

体操教室
家族の交流

手術などの治療

なし / あり

合併症

ダウン症候群

染色体検査

21トリソミー

不分離

検査は自由意思で決定

ハイリスク妊婦*に対する出生前検査
1. NIPT（無侵襲的出生前遺伝学的検査）
2. 羊水検査

*妊娠14週ごろ（検査日）の単胎妊娠の妊婦さんのうち、
　1. 胎児超音波検査で、胎児が染色体数的異常を有する可能性が示唆された方
　2. 母体血清マーカー検査で、胎児が染色体数的異常を有する可能性が示唆された方
　3. 染色体数的異常（13トリソミー、18トリソミー、21トリソミーなど）を有する児を妊娠した既往のある方
　4. 高齢妊娠（分娩予定年齢が35歳以上）の方
　5. 両親のいずれかが均衡型ロバートソン転座を有していて、胎児が13トリソミーまたは21トリソミーとなる可能性が示唆された方

第**3**章　胎児の異常

ダウン症候群ってなに？

　かわいい赤ちゃんです。筋肉が少しやわらかいので、発育が少しゆっくりですが、2歳過ぎにはよちよち歩いています。心臓などに生まれつきの病気を持っていることもありますが、治療によって2歳過ぎには、みんな同じように元気に歩いています。

こんなことが原因とされています

　お腹の赤ちゃんの発育を調節している司令塔を染色体とよびます。染色体は両親から1本ずつの2本（1対）が基本です。ダウン症候群は、21番の染色体が3本あるため指令に混乱が生じて心臓などに病気が生じます。お母さんの出産年齢が高いと、この現象が生じやすくなることが報告されています。

　心配な人は、血液検査（無侵襲的出生前遺伝学的検査〔non-invasive prenatal genetic testing；NIPT〕）や羊水検査を受けることができます。NIPTは、高齢妊婦などで染色体の問題を持つ児を出産する可能性が高い人のみが対象です。確定診断には羊水検査が必要です。

出産後の赤ちゃんとお母さんのケアは？

　まず赤ちゃんの総合検診と染色体検査を受けます。もしも問題が見つかれば、専門の医師の治療が必要になります。その後は、定期検診を受けながら、赤ちゃん体操やリハビリテーションなどで、発育指導を受けます。地域の療育教室などに通うことも大切です。同じダウン症候群の子どもを育てている夫婦と知り合いになることで、子どもに関する心配など、お母さんのいろんな相談を聞いてもらうようにしましょう。

見通し

　心臓などに生まれつきの問題があるダウン症候群の赤ちゃんも、適切な治療を受けることで、問題のないダウン症候群の赤ちゃんと同じ発育が可能です。子どもの発育に個人差があるのと同じように、ダウン症候群の赤ちゃんの発育にも個人差があります。一般には、2歳過ぎで独り歩きをして、2歳半過ぎに発語がみられます。肺炎などにかかりやすいため注意が必要です。身長や体重は、ダウン症候群でない赤ちゃんよりも一回り小さく育ちます。

5
ダウン症候群

ペリネイタルケア 2015 新春増刊　**217**

表1 トリソミー21の由来 （文献1より引用改変）

母親染色体の不分離	85〜90%
減数分裂I	75%
減数分裂II	25%
父親染色体の不分離	3〜5%
減数分裂I	25%
減数分裂II	75%
ロバートソン転座	4%
非家族性	75%
家族性	25%
モザイク・他	1〜2%

表2 ダウン症候群の合併症 （文献2より引用）

合併症	頻度（%）
先天性心疾患	50
消化管閉鎖症	12
ヒルシュスプルング病	<1
白血病	<1
甲状腺疾患	15
眼病変	60
屈折異常	50
白内障	15
聴力障害	75
中耳炎	50〜70

病態生理

　ダウン症候群は21番染色体のトリソミーが本態です。患児の90%以上は、両親のいずれかの減数分裂時の不分離に由来する標準型トリソミーです。過剰の21番染色体は大部分が母親由来です（表1）[1]。これは卵母細胞の減数分裂は母親が出生する前に始まり、受精までの長期間にわたることと関係しています。

　ダウン症候群の臨床症状は、短い鼻、内眼角贅皮、眼瞼裂斜上などの顔貌所見に加えて、第5指短小と内弯、単一手掌屈曲線（猿線とはいわない）などの外表奇形を伴いやすくなります。臓器合併症は、心血管系疾患や消化器系疾患を合併する頻度が高くなります（表2）[2]。しかし今日の医療水準では治療可能な疾患がほとんどで、平均寿命も60歳を超えています。

妊娠期の管理

　ダウン症候群の非侵襲的出生前診断として、各種血清マーカーを用いた検査や妊娠10〜14週の胎児超音波検査で、胎児頸部のむくみ（nuchal translucency：NT）を計測する方法があります。

　近年、NIPTが行われるようになりました。NIPTは、妊婦の血漿中に含まれる胎児胎盤由来のcell-free DNA（cfDNA）が、母体中のcfDNAの約10%を占めることから、次世代シークエンサーを用いて母体血中のcfDNAがどの染色体由来かを定量的に分析することで、胎児トリソミー（13番、18番、21番染色体）を診断する検査法です。感度99.1%、特異度99.9%と報告されていますが[3]、陽性的中率は若い世代などの低リスク群では、50%以下になります[4]（図1[3]、表3[5]）。

　現在、NIPTは高齢妊婦など高リスク群の妊婦のみが対象です。表3に示すようにNIPTは確定

第3章 胎児の異常

5 ダウン症候群

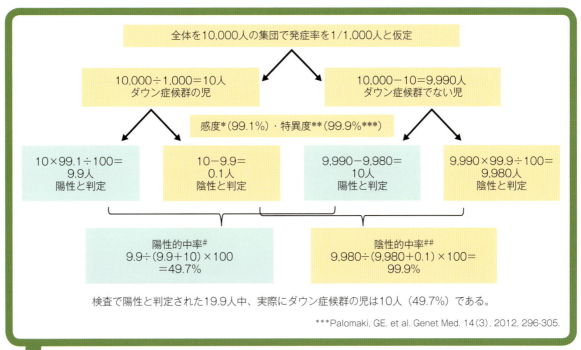

図1 感度・特異度と陽性・陰性的中率の関係（罹患者頻度が1,000人に1人の場合）（文献3より引用）

＊感度：陽性と判定されるべきものを正しく陽性と判定する確率
＊＊特異度：陰性と判定されるべきものを正しく陰性と判定する確率
#陽性的中率：検査で陽性と判定されたときに、実際に胎児がダウン症候群である確率
##陰性的中率：検査で陰性と判定されたときに、実際に胎児がダウン症候群でない確率

表3 母体年齢別のNIPT陽性・陰性的中率 感度（99.1%）・特異度（99.9%）（文献5より引用）

母体の年齢	発症率＊	陽性的中率	陰性的中率
25歳	1人/1,560人	37.5%	99.9%
35歳	1人/355人	73.1%	99.9%
40歳	1人/90人	91.7%	99.9%

検査ではないので、陽性の場合は羊水検査が必須です。その際は妊婦に対する精神的支援が重要です。

産褥期の管理と退院指導

出産した児にダウン症候群が疑われたときは、初期対応が重要です。産科医師や助産師は妊娠期間中に培われた患者・家族との強い絆があります。出生後の温かい言葉と寄り添う姿勢は、両親への力強いメッセージとなります。その意味でも、ダウン症候群の児が生まれたら「出産を祝福する言葉」を忘れないでください。染色体検査の必要性やその結果（告知）は、両親そろって行う

表4 染色体検査告知に関しての医療関係者への提言
（染色体起因しょうがいじ親の会）（文献4より引用）

1. 染色体検査が必要だと判断したときは、親にその理由をきちんと説明し、同意のもとで行ってください。

2. 染色体検査を行う場合、結果のいかんにかかわらず、告知方法・フォローまで責任を持ってください。

3. 染色体の検査結果の伝え方については、あらかじめ親と相談してください。

4. 親に説明する際には、難しい医学用語を避けて、わかりやすい言葉を使い、説明内容をまとめたメモや資料などを渡してください。

5. 説明の後、親に質問の機会を作ってください。

6. 検査結果の告知の際、専門医療機関や専門医、療育機関、カウンセラー、親の会などの情報も提供してください。

7. 子どもの治療だけでなく、親のこころのケアも大切にしてください。

8. 同じ言葉でも、その時の状態や、親の性格等によって、受け取る印象は全然違ってくるということを頭に入れていてください。

9. 子どものプライバシー保護について配慮してください。

10. どんなに重い障害を抱えていようとも、生まれてきた命、あるいは生まれてこようとする命を祝福してください。

ことが必要です[6]（表4）[4]。

出生後の児の治療とケア

ダウン症候群は先天性心疾患などの合併頻度が高いため、出生（退院）後は専門施設への紹介が必要です（表4）[4]。遷延するチアノーゼ、心雑音、腹部膨満を伴った吐乳を認めたときは、速やかな専門施設への搬送が必要になります。

また器質的合併症がなくても、ダウン症候群は免疫能が低く易感染性を有するため、RSウイルス感染など各種の感染症に注意します。

精神運動発達や成長の遅れはすべての児に認めます。独り歩きは、2歳過ぎになります。発語は2歳6カ月過ぎに認めることが多いです[7]が、言語発達は個人差が大きいです。ダウン症候群の児の平均身長は、正常児の3パーセンタイル曲線よりもやや低くなります[8]。体重は成長とともに個人差が大きくなります。肥満に注意が必要です。

保健指導のポイント

児の将来の見通しを説明するときは、「明るく、前向きに」を念頭に置いて行いましょう。

ダウン症候群は、昨今よく話題になりますが、マイナスイメージの情報が多いようです。しかし、児のおかげで心が癒やされる親、前向きになる家族が多いのも事実です。数値で評価できないところでダウン症候群の児は輝いています。

また、ダウン症候群を持つ親同士の話やわが子の発育を通して、不安や心配が軽減する親が多いです。そのため、保健所などが開催している地域の親の会やダウン症赤ちゃん体操教室などへの参加は、児の療育と両親のピアカウンセリングに有用です。児の発育と両親の状況に配慮しつつ必要な情報を提供しましょう。

引用・参考文献

1) Mckinlay Gardner, RJ. et al. Chromosome Abnormalities and Genetic Counseling (Oxford Monographs on Medical Genetics). 3rd eds. New York, Oxford University Press, 2003, 253.

2) American Academy of Pediatrics. Committee on Genetics. American Academy of Pediatrics : Health supervision for children with Down syndrome. Pediatrics. 107(2), 2001, 442-9.

3) Palomaki, GE. et al. DNA sequencing of maternal plasma reliably identifies trisomy 18 and trisomy 13 as well as Down syndrome : an international collaborative study. Genet. Med. 14(3), 2012, 296-305.

4) 染色体起因しょうがいじ親の会FLC (Four-Leaf Clover) ホームページ. 染色体検査告知に関しての医療関係者への提言. http://www.eve.ne.jp/FLC/top.html

5) Carothers, AD. et al. International variation in reported livebirth prevalence rates of Down syndrome, adjusted for maternal age. J. Med. Genet. 36(5), 1999, 386-93.

6) 吉野美紀子ほか. 出生前遺伝学的検査. 助産雑誌. 67 (5), 2013, 361-5.

7) Stoel-Gammon, C. Down syndrome phonology: developmental patterns and intervention strategies. Downs Syndr. Res. Pract. 7(3), 2001, 93-100.

8) 藤田弘子ほか. ダウン症候群の自然成長 (その1):出生から18歳の身長・体重縦断的成長曲線. 小児保健研究. 62 (3), 2003, 392-401.

■奈良県立医科大学附属病院総合周産期母子医療センター新生児集中治療部門准教授　**西久保敏也**

6 NICUってこんなところ

NICUとは

Neonatal Intensive Care Unitの略で、日本語では新生児集中治療室といいます。

NICUは病気を有する新生児や、生活力が未熟な早産児（妊娠37週未満）や低出生体重児（出生体重2,500g未満）を集中的に治療する診療部門です。

● NICUに入院する新生児

・早産児（妊娠37週未満）の多く、特に34週未満。

・低出生体重児（出生体重2,500g未満）の多く、特に2,000g未満。

・感染症、黄疸、けいれんなどの内科的病気や先天性心疾患や外科的治療を要する赤ちゃん。

● 環　境

一般的に、病室は個室ではなく他の多くの赤ちゃんと同じ部屋で治療を受けますが、ついたてを使用することによりプライバシーの保護を受けることができます。

①清潔：新生児は免疫機能が未熟なので、入室時に十分な手洗いが必要です。ガウンやキャップを着用することもありますが、自分の赤ちゃんは素手で触ることができます。感染症が否定できない赤ちゃんは別に隔離室や保育器に収容されることがあります（図1、2）。

②音：人工換気などの機器類の作動音やモニターのアラーム音など、不可避な雑音が耳障りなことがありますが、スタッフは子宮内と同じように静かな環境作りに努力しています[1]。

③照明：処置が必要なとき以外は、赤ちゃんにストレスにならないように部屋は薄暗くされています[2]。

④空調：早産児のために26〜28℃前後で管理されます。室内の空気は手術室に準じるぐらい清潔で、時にNICU内で簡単な手術も行うことがあります。

⑤病床：赤ちゃんが過ごす場所は、閉鎖型保育器、開放型保育器、開放型ベッド（コット）の3種類があります（図3）。

⑥人員：医師（新生児科、小児外科、眼科など）・看護師以外にさまざまな職種のスタッフが連携をとりながら、家族を中心とするチーム医療を行っています（図4、5）。

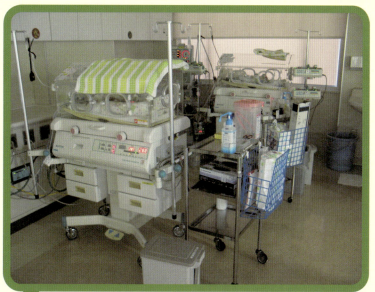

図1 保育器と周囲の個別化
ごみ箱・消毒・手袋などの物品を赤ちゃんごとに分けて使っている。部屋は薄暗くし、遮光にも注意されている。プライバシー保護のために、家族の面会時にはスクリーンで遮蔽する。

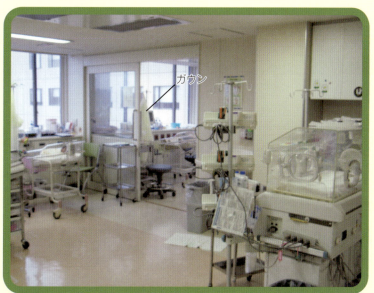

図2 隔離室
感染の疑われるときや周囲に感染症が複数あるとき（逆隔離）に赤ちゃんを収容する。授乳時などに赤ちゃんを抱くときはガウンを着用することもある。

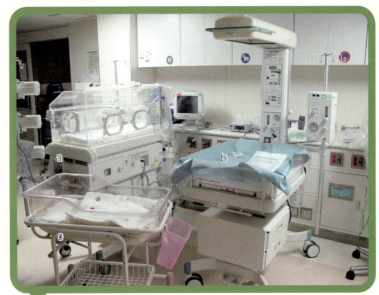

図3 赤ちゃんの病室
a：閉鎖型保育器。保温、保湿、隔離、観察が特に必要な赤ちゃんに使う。
b：開放型保育器。外科疾患や処置が多い赤ちゃんに使用されることが多く、上部のヒーターで保温できる。
c：開放型ベッド（コット）。生活力のある軽症児に使用される。

NICUでしていること（一般的な治療・看護以外）

①24時間モニタリング：心拍、呼吸、血圧、血液中の酸素・炭酸ガス量、脳波などをモニタリングしています。

②検査：血液・尿、黄疸、血糖、超音波（脳、心臓、腹部）、レントゲン、聴覚、眼科（必要児のみ）などの検査を行います（図6）。

③処置：採血、点滴確保、気管挿管、胃管留置（口から十分に哺乳できない児や35週未満の早産児は口や鼻から胃に届く胃管を挿入し、これを用いて母乳やミルクを注入する）などの処置を行います。

退院時期（図7）

正期産児は病気が治癒すれば退院可能です。早産児でも予定日前後になり、体重が2,000g以上で哺乳前に泣いて教えてくれるようになれば退院可能となります。退院後は外来の受診が必要となることが多いです。

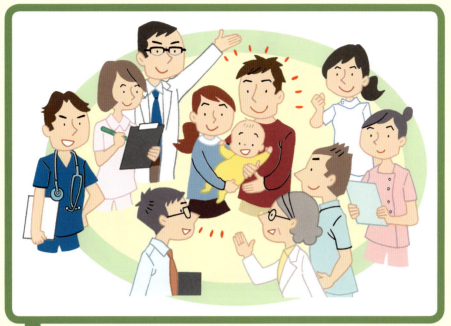

図4 赤ちゃんを中心とした人員（多職種の連携）

医師（産科、新生児科、小児科、小児外科、整形外科、脳神経外科、リハビリテーション科、耳鼻科、眼科、形成外科など）、看護師、助産師、臨床心理士、ソーシャルワーカー、言語聴覚士、理学療法士、臨床工学技士、検査技師、薬剤師、栄養士、保健師など、さまざまな職種と連携をとりながらチーム医療を行っている。家族もチームの一員として、親と子の関係形成を促し、サポートしていく。

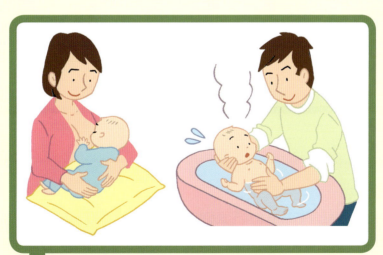

図5 親子関係の形成

親子関係の形成のために、急性期から母乳栄養、タッチング、清潔ケア、カンガルーケアなどの接触を密にしていく。

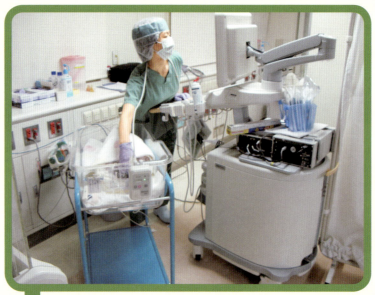

図 6 頭部超音波検査
大泉門から脳の状態をのぞくことが可能だが、痛くはない。

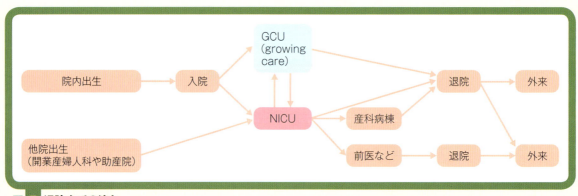

図 7 退院までの流れ

面会（図5）

　両親の面会は母と子の絆や家族形成の視点でもおおいに推奨されます。児の体調さえ許せば、わが子を十分に素手でなでてあげたり、直接胸に抱きしめる（カンガルーケア）ことも医学的には児のストレスを減らすと考えられています。母乳を直接吸わせてあげたり、許可があればチューブ栄養でも母乳をゆっくり看護師に代わって注入してあげることもできます。保育器内でも沐浴に参加したり清拭をしてあげることも可能です。

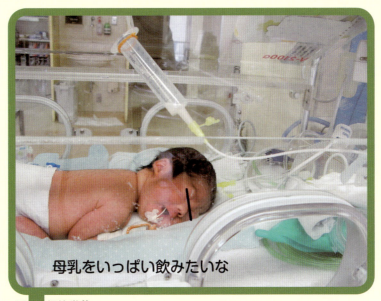

図8 経管栄養
搾乳した母乳を温めて、経口胃管を用いて注入している。

両親以外、特に小児（兄弟も）の面会は感染予防のために制限されます。

両親でも発熱、発疹、咳嗽、嘔吐、下痢などの症状があるときはスタッフとの相談が必要です。

母乳栄養

NICU内でもベッドサイドや授乳室で直接母乳をあげることができます。

直接授乳できない場合でも、母乳パックを購入して、自宅で搾乳し冷凍したものを届けることが可能です。医学的にもお母さんの愛情がいっぱい詰まった母乳はミルクに比し多くの点で優れており、特に腸などの臓器が未熟な1,500g未満の児には生存率を高めたり、合併症を予防する効果が証明されています。初期は搾乳が大変ですが、助産師さんたちと協力してなるべく母乳をいっぱい届けてください（図8）。

費 用

NICUの費用は1日少なくとも約10万円と高額ですが、乳幼児医療助成制度、限度額認定証[3]、養育医療給付金制度、育成医療[4]という制度により免除され、実際はおむつ代（数千円／月）程度が必要になります。詳細は市町村により異なるので、各役所などに問い合わせ、手続きをしてください。

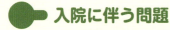　**入院に伴う問題**

　赤ちゃんの入院に伴って発生する家族の問題（経済的な問題や家庭内の問題など）について、病院内の専門部所（医療相談室など）よりアドバイスを受けることができます。家族だけで悩まずに積極的に利用してください。

引用・参考文献
1) 山川孔. ディベロップメンタルケア. 周産期医学. 44 (4), 2014, 517-21.
2) 兼次洋介. NICU の環境：照度への考え方の変遷. 周産期医学. 44 (4), 2014, 527-32.
3) 厚生労働省ホームページ：自立支援医療（育成医療）の概要. http://www.mhlw.go.jp/bunya/shougaihoken/jiritsu/ikusei.html
4) 全国健康保険協会ホームページ：医療費が高額になりそうなとき. https://www.kyoukaikenpo.or.jp/g3/cat310/sb3020/r151

■川崎医科大学附属病院新生児科臨床助教　**藤本洋樹**　同教授　**川本　豊**

memo

索引

INDEX

あ

アイソトープ療法 143, 144, 145, 147
アスピリン 179
　——療法 133, 134, 177
　低用量—— 179
アンギオテンシン阻害薬 133
アンピシリンナトリウム 98, 99

い

異所性妊娠 16, 17, 18, 19
　——存続症 19
　——の治療方法 20
　——のリスク 18
一絨毛膜一羊膜双胎 191, 192
一絨毛膜性双胎 193
一絨毛膜二羊膜双胎 191, 192
インスリン
　——抵抗性 124, 128
　——療法 125, 126
インターフェロン療法 165

う

ウェルニッケ脳症 14
うつ病 182, 183, 184
　産後—— 186
ウレアプラズマ 34

え

エジンバラ産後うつ自己評価票 186
炎症性サイトカイン 29, 35

お

黄体ホルモン療法 30
オキシトシン 106, 111, 117, 128
　——チャレンジテスト 106
悪露 118

か

外回転術 89, 91, 93
カウンセリング 212
過期産 102, 103, 104
過期妊娠 102, 103
過熟症候群 105
カルバマゼピン 173
感染性心内膜炎 139, 140
嵌入胎盤 81, 82
ガンマグロブリン療法 177

き

気管支喘息 151, 152
　——合併妊娠 150, 154, 154
　——のステップ分類 152
吸引分娩 67
巨大児 104, 123, 127
筋腫核出術 158

け

頸管熟化促進法 107
頸管妊娠 16
血管炎 178
血糖 123
　——管理 125, 126, 127
　——コントロール 124
　——自己測定法 126
　随時—— 124
血糖値 123
　目標—— 125, 128
ケトーシス 13, 14

お

ケトン体 13, 14, 125
肩甲難産 127
ゲンタマイシン硫酸塩 99

こ

降圧薬 61, 63, 180
高インスリン血症 124
抗ウイルス療法 165
口蓋形成術 214
抗カルジオリピン抗体 179
抗凝固療法 138, 139
抗菌薬 33, 57, 98, 99, 139
高血圧 131
高血糖 124
抗甲状腺ペルオキシダーゼ抗体 144
抗甲状腺薬 143, 144, 145, 146, 147
抗サイログロブリン抗体 144
甲状腺疾患合併妊娠 142, 143
甲状腺機能
　——亢進症 144, 145
　——低下症 143, 144, 145
甲状腺クリーゼ 147
甲状腺刺激ホルモン受容体抗体 144, 147
甲状腺腫 147
口唇口蓋裂 210, 211, 212
　——のリスク 153
向精神薬 185
抗てんかん薬 171, 173
口輪筋 213
抗ロイコトリエン薬 153
抗HBs人免疫グロブリン 166
骨盤位 89, 90, 109, 116
古典的上肢解出術 92

さ

催奇形性 183
細菌性腟症 34
臍帯圧迫 199

臍帯脱出 ■ 49
産科DICスコア ■ 70, 71
産後うつ病 ■ 186
　　──のスクリーニング ■ 186

し

子癇 ■ 61, 62, 63
弛緩出血 ■ 49
子宮下節横切開 ■ 108, 109, 110
子宮下部J字切開 ■ 108, 109
子宮下部U字切開 ■ 108, 109
子宮筋腫 ■ 157
　　──合併妊娠 ■ 117, 156, 157, 158, 159
子宮頸管 ■ 27
　　──縫縮術 ■ 29, 31, 33
　　──無力症 ■ 26, 28, 33
子宮頸部円錐切除術 ■ 28
子宮収縮薬 ■ 117
子宮収縮抑制薬 ■ 33, 49, 57, 97, 99, 160
子宮胎盤循環不全 ■ 198
子宮体部縦切開 ■ 108, 109
糸球体濾過量 ■ 132
子宮摘出 ■ 68, 71, 75, 77, 78, 83, 84, 85, 158
子宮動脈塞栓術 ■ 81
子宮内外同時妊娠 ■ 18
子宮内感染 ■ 118, 158
子宮内胎児死亡 ■ 127
子宮内膜炎 ■ 58
子宮破裂 ■ 81, 111, 115, 117
自己血貯血 ■ 77
自己免疫疾患 ■ 177
膝位 ■ 90
腎移植後妊娠 ■ 132
絨毛膜 ■ 24, 81, 82, 191
　　──下血腫 ■ 23, 24
　　──羊膜炎 ■ 34, 98, 99
出血 ■ 23, 68, 75, 76, 116
　　──性ショック ■ 76
　　警告── ■ 75, 76

性器── ■ 18, 75, 77
　　腹腔内── ■ 18
循環血液量 ■ 138, 139
常位胎盤早期剥離 ■ 23, 24, 61, 66, 67, 68, 70
　　──の再発率 ■ 71
　　──の超音波像 ■ 69
静脈血栓症 ■ 116, 118
静脈血栓塞栓症 ■ 36, 118
シロッカー法 ■ 27, 29
腎機能障害 ■ 132
腎機能評価 ■ 133
神経管閉鎖障害 ■ 173
神経精神SLE ■ 178
腎血漿流量 ■ 132
人工頸管拡張術 ■ 28
人工羊水注入 ■ 58
心疾患合併妊娠 ■ 136, 137
腎疾患合併妊娠 ■ 130, 131
心室中隔欠損症 ■ 200, 201
　　──の病型分類 ■ 203
新生児一過性多呼吸 ■ 115, 116
新生児薬物離脱症候群 ■ 186
新生児ループス症候群 ■ 179, 180
心拍出量 ■ 138
心不全 ■ 177, 204
腎不全 ■ 131, 177, 178
　　慢性── ■ 132, 133
唇裂口蓋裂 ■ 214

す

ステロイド ■ 97, 133, 153, 154, 177
　　──カバー ■ 134, 154, 179
　　──療法 ■ 126
　　吸入── ■ 151, 153
　　副腎皮質── ■ 35

せ

正期産 ■ 102, 104

成長ホルモン補充療法 ■ 197
制吐薬 ■ 14
切迫早産 ■ 32, 49, 51
切迫流産 ■ 22, 23, 24
前期破水 ■ 55, 56, 96, 97, 98
　　──のリスク因子 ■ 98
染色体異常 ■ 24, 217, 220
全身性エリテマトーデス ■ 176, 177
選択的セロトニン取り込み阻害薬 ■ 185
前置血管 ■ 78
前置胎盤 ■ 74, 75, 76, 77, 78, 81, 83, 109, 115
　　全── ■ 76
　　辺縁── ■ 76
　　部分── ■ 76
穿通胎盤 ■ 82
先天性心疾患 ■ 201, 220

そ

早産 ■ 102, 152, 179
　　──のリスク因子 ■ 34
双胎 ■ 190
双胎間輸血症候群 ■ 51, 56, 191, 192
足位 ■ 90

た

ターミネーション ■ 36
胎位異常 ■ 88, 89, 159
胎児機能不全 ■ 127, 199, 200
胎児鏡下胎盤吻合血管レーザー凝固術 ■ 51, 193
　　──の適応基準 ■ 193
胎児血流計測 ■ 199
胎児甲状腺機能低下症 ■ 147
胎児発育不全 ■ 56, 64, 127, 132, 133, 178, 179, 191, 196, 197, 204
　　──の分類 ■ 198
体重増加量 ■ 47

耐糖能 ▪ 123, 124
　　──試験 ▪ 124
耐糖能異常 ▪ 50, 51
　　──合併妊娠 ▪ 122, 126
　　──のスクリーニング ▪ 124
胎嚢 ▪ 17, 18, 19, 24
胎盤後血腫 ▪ 68
胎盤用手剝離 ▪ 84
胎便吸引症候群 ▪ 104
胎胞形成 ▪ 27, 29
ダウン症候群 ▪ 216, 217, 218
ダグラス窩 ▪ 19
タクロリムス ▪ 133, 134
多胎妊娠 ▪ 117
脱水 ▪ 12, 14
脱落膜 ▪ 81, 82
弾性ストッキング ▪ 118
単殿位 ▪ 90, 91
蛋白尿 ▪ 179

ち

チアマゾール ▪ 143, 144, 145, 146, 148
　　──奇形症候群 ▪ 146
腟錠 ▪ 34, 35
蝶形紅斑 ▪ 177
長時間作用型 β_2 刺激薬 ▪ 153
貯蔵鉄 ▪ 39

て

帝王切開 ▪ 64, 75, 89, 105, 115, 116,
　　139, 158, 159
　　──のリスク ▪ 116
　　既往── ▪ 83, 108
　　緊急── ▪ 75, 76, 77, 116
　　予定── ▪ 75, 77, 83, 111, 114, 116,
　　127
低血糖 ▪ 124
低出生体重児 ▪ 46, 77, 152
低置胎盤 ▪ 78

鉄剤 ▪ 42
　　──の処方例 ▪ 42
てんかん ▪ 170, 171, 172
　　──合併妊娠 ▪ 170

と

頭位 ▪ 89
透析療法 ▪ 132
頭殿長 ▪ 104
糖尿病 ▪ 123, 124
　　──性ケトアシドーシス ▪ 124, 125
　　──性胎児・新生児病 ▪ 124
　　──性網膜症 ▪ 125
　　──の食事療法 ▪ 125
　　妊娠関連劇症1型── ▪ 124
　　妊娠前── ▪ 125, 126
　　妊娠中に初めて診断された明らかな
　　　──▪ 123, 124, 125, 126, 128
　　妊娠── ▪ 123, 124, 128
　　1型── ▪ 123, 126, 128
　　2型── ▪ 126
ドンペリドン ▪ 14

に

ニカルジピン塩酸塩 ▪ 63, 64, 65, 191
二絨毛膜二羊膜双胎 ▪ 191
ニフェジピン ▪ 133
尿蛋白 ▪ 131
妊娠悪阻 ▪ 10, 11, 12, 13
　　──の鑑別 ▪ 13
妊娠高血圧 ▪ 62
妊娠高血圧症候群 ▪ 60, 62, 64, 65, 132,
　　133, 178, 180, 197
　　──の栄養指導 ▪ 63
　　──の生活指導 ▪ 63
　　──の発生機序 ▪ 62
　　──の薬物療法 ▪ 63
妊娠高血圧腎症 ▪ 61, 62, 152, 179
　　加重型── ▪ 62, 133

妊娠性血小板減少症 ▪ 179

は

肺塞栓症 ▪ 116, 118
肺低形成 ▪ 58
橋本病 ▪ 143, 144, 147
播種性血管内凝固症候群 ▪ 68, 76, 82
バセドウ病 ▪ 143, 144, 146, 147
バルプロ酸ナトリウム ▪ 173
板状硬 ▪ 70

ひ

微弱陣痛 ▪ 49
非ステロイド性消炎鎮痛薬 ▪ 179
ビタミン B_1 ▪ 14
ビタミン B_6 ▪ 14
ヒドララジン塩酸塩 ▪ 63, 64, 133
避妊薬 ▪ 173
肥満 ▪ 44, 45, 46, 126
貧血 ▪ 38, 39
　　──の分類 ▪ 40
　　鉄欠乏性── ▪ 39, 40, 41, 42
　　妊娠性── ▪ 40
頻脈性不整脈 ▪ 138

ふ

フェニトイン ▪ 173
フェノバルビタール ▪ 173
フェリチン ▪ 41
腹痛 ▪ 18
複殿位 ▪ 90, 91
腹膜刺激症状 ▪ 18
腹膜妊娠 ▪ 16
浮腫 ▪ 131
プロゲステロン ▪ 35
プロスタグランジン ▪ 106, 111, 128
プロピルチオウラシル ▪ 143, 144, 145,
　　146

分娩誘発 ▪97, 127
分娩予定日 ▪103
閉塞性肥大型心筋症合併妊娠 ▪138

へ

ヘパリン ▪118, 138, 179
　　——療法 ▪133
ヘマトクリット ▪39
ヘモグロビン ▪39

ほ

補体価 ▪178, 179
哺乳床 ▪211

ま

膜性診断 ▪192
マクドナルド法 ▪27, 29
末梢血管抵抗 ▪138
マルチビタミン ▪14
慢性甲状腺炎 ▪143, 144

む

無機ヨウ素 ▪144, 145, 147
無侵襲的出生前遺伝学的検査 ▪217, 218

め

メチルドパ ▪63, 133
メトクロプラミド ▪14
メトトレキサート療法 ▪19
メテロイリンテル ▪107

免疫グロブリン ▪179
免疫抑制薬 ▪134

や～よ

やせ ▪44, 45, 46
輸血 ▪75, 77, 82
癒着胎盤 ▪76, 78, 80, 81, 82, 83, 84, 109
　　——の種類 ▪82
　　——を疑う超音波所見 ▪83
葉酸 ▪173
　　——欠乏性貧血 ▪39
羊水過少 ▪54, 55, 58, 191, 198, 199
　　——の原因 ▪57
羊水過多 ▪48, 49, 50, 191, 193
　　——の原因 ▪50
　　急性—— ▪51
羊水
　　——深度 ▪55, 56, 193
　　——指数 ▪50
　　——除去 ▪49, 51
　　——穿刺 ▪49, 51
抑うつ ▪183
横8字娩出法 ▪92

ら～ろ

ラベタロール塩酸塩 ▪133
卵管 ▪17, 18, 19
　　——切開術 ▪19
　　——切除術 ▪19
　　——破裂 ▪16
卵管妊娠 ▪16, 19
　　——の治療方法 ▪20
卵巣妊娠 ▪16

卵膜 ▪97, 98
リトドリン塩酸塩 ▪35, 126
流産 ▪23, 24, 191
硫酸マグネシウム ▪35, 61, 64, 65, 126, 180

数字・欧文

75gOGTT ▪124, 178
biophysical profile score ▪106
BMI ▪44, 45, 46
Bracht 法 ▪92
B型肝炎ウイルス ▪162, 164
　　——の母子感染防止対策 ▪165, 166
B型肝炎ワクチン ▪166
Clifford 症候群 ▪105
fetal dysmaturity ▪105
Hbe 抗原 ▪163
HBs 抗原 ▪163
　　——検査 ▪165
hepatitis B virus；HBV ▪164
HBV 合併妊娠 ▪163
NICU ▪222
nuchal translucency ▪218
placental migration ▪74, 75, 78
selective IUGR ▪193
self-monitoring of blood glucose；
　　SMBG ▪126
tocolysis index ▪34
trial of labor after cesarean delivery；
　　TOLAC ▪109, 110, 111
　　——の適応条件 ▪110
Veit-smellie 法 ▪92
β -hCG ▪18, 20

メディカの書籍

美帆とトラウベ
物語で学ぶ産科の急変・疾患・異常

好評発売中

川崎医科大学産婦人科学2 教授　中田 雅彦
聖隷浜松病院 総合周産期母子医療センター 周産期科部長　村越 毅

ペリネイタルケアの超人気連載が待望の単行本化！ 若き助産師の成長物語を軸に、物語のエピソードからQ&Aが示され、読み手は主人公の美帆とともに産科臨床の知識および患者・家族とのコミュニケーション技術を深めていけるよう構成された全く新しいテキスト！

主人公の助産師・美帆と研修医・川島の「その後」を描く書き下ろし原稿を収載した完全版

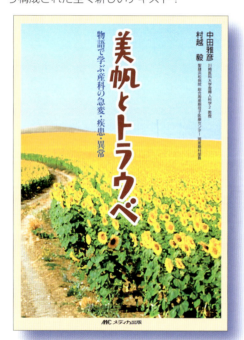

定価（本体2,400円＋税）
A5判／314頁　ISBN978-4-8404-4923-6
web T300820（メディカ出版WEBサイト専用検索番号）

内容

妊娠34週の性器出血　前編・後編
下腹部痛を訴える未受診妊婦　前編・後編
双胎の経腟分娩　前編・後編
前期破水の疑い　前編・後編
子宮内胎児発育遅延の疑い　前編・後編
妊婦健診時のNST評価　前編・後編
胎児水腫の疑い　前編・後編
胎児徐脈に伴う母体搬送　前編・後編
前回帝王切開の既往　前編・後編
MD双胎の初妊婦　前編・後編
産後の出血多量で緊急搬送　前編・後編
NT肥厚の所見で紹介　前編・後編
私がもし不妊症だったら？

MC メディカ出版

お客様センター　0120-276-591
本社 〒532-8588 大阪市淀川区宮原3-4-30 ニッセイ新大阪ビル16F
www.medica.co.jp

よいお産にかかわるすべてのスタッフのために

ペリネイタルケア
The Japanese Journal of Perinatal Care

本誌増刊 2014年夏季増刊よりオールカラー化！
理解力・実践力大幅パワーアップ！お値段据え置き！

- 本誌［ＡＢ判／月刊］：定価（本体1,800円＋税）
- 増刊［ＡＢ判／年2冊刊行］：定価（本体4,000円＋税）

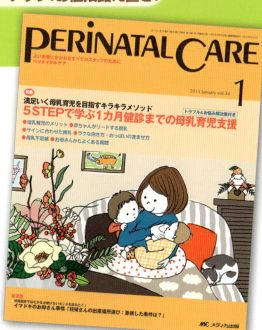

★ 新人助産師の教育にテキストとして活用しています

★ 臨床で即使える、実践的な知識の解説がうれしい

★ 周産期の最新情報が充実していてわかりやすい

最新のトピックスと現場で役立つ知識・技術が身に付く特集・連載をお届けします！

『ペリネイタルケア』は、2015年から編集委員制度をスタートさせ、さらなる内容の充実を目指しています。特集・連載では、助産師が知っておきたいホットなトピックスを取り上げ、第一線で活躍する助産師・医師が実践的な知識や技術をレクチャーします。実践能力の向上に、母子に寄り添ったケアのために、本誌をご活用ください！

年間購読のご利用をおすすめします！

MCメディカ出版

お申し込み・お問い合わせは、お近くの看護・医学書取扱書店、もしくは小社WEBサイトにお問い合わせください。

メディカ出版　検索　←これで検索！

〒532-8588　大阪市淀川区宮原3-4-30　ニッセイ新大阪ビル16F
お客様センター　0120-276-591（またはTEL06-6398-5051）
FAX 06-6398-5081　⚠FAX番号のおかけ間違いにご注意ください

PERINATAL CARE ●バックナンバー●

2014年（第33巻）特集

1月号	10日で免許皆伝！ 胎児心拍数モニタリング道場
2月号	妊娠・授乳期の薬まるごとQ&A
3月号	ふりかえりの助産業務と「なぜ？」「どうして？」エビデンス
4月号	まずはこれだけ！ シーンで学ぶ助産ケア技術 病棟編
5月号	まずはこれだけ！ シーンで学ぶ助産ケア技術 外来編
6月号	妊婦をやる気にさせる保健指導
7月号	退院から1カ月健診までの母乳育児支援のポイント
8月号	妊婦さんに説明できる！ 妊娠期の異常徴候
9月号	学び直しの分娩介助テクニック
10月号	事例で学ぶ早わかり急速遂娩での対応
11月号	産褥・退院指導で「絶対に見逃してはいけない」サイン
12月号	「検査や治療が必要か悩む，ちょっと心配な赤ちゃん」のアセスメント&ケア

増刊

2008年 新春増刊	周産期臨床の診断・治療・ケア
2008年 夏季増刊	未来にひろがる助産師活動
2009年 新春増刊	周産期救急　そのときどうする!?
2009年 夏季増刊	母乳育児支援ブック
2010年 新春増刊	妊婦健康診査 パーフェクトマニュアル
2010年 夏季増刊	臨床助産技術 ベーシック&ステップアップテキスト
2011年 新春増刊	産科急変のシグナルとベスト対応
2011年 夏季増刊	母親学級パワーアップガイド
2012年 新春増刊	産む力をはぐくむ助産ケア
2012年 夏季増刊	産科の必須手技ベスト58
2013年 新春増刊	帝王切開のすべて
2013年 夏季増刊	保健指導・分娩介助・おっぱいケア
2014年 新春増刊	産科の臨床検査ディクショナリー
2014年 夏季増刊	ハイリスク妊娠のマタニティケアプラン

●読者の皆様へ●

このたびは本増刊をご購読いただき、誠にありがとうございました。
編集部では、今後も皆様のお役に立てる増刊の刊行を目指してまいります。
つきましては本書に関する感想・提案などがございましたら、当編集部までお寄せください。

妊婦さんへの説明にそのまま使える
イラストでハイリスク妊娠がわかる本

PERINATAL CARE ペリネイタルケア
THE JAPANESE JOURNAL OF PERINATAL CARE

2015年新春増刊（通巻443号）

2015年1月15日発行
定価（本体4,000円＋税）

●乱丁・落丁がありましたら、お取り替えいたします。
●無断転載を禁ず。

編　著	中田雅彦
発 行 人	長谷川素美
編集担当	福嶋隆子・光島やよい 木村有希子・里山圭子
編集協力	綾目　愛
発 行 所	株式会社メディカ出版

〒532-8588　大阪市淀川区宮原3-4-30
ニッセイ新大阪ビル16F
○編集　TEL 06-6398-5048
○お客様センター　TEL 0120-276-591
○広告窓口／総広告代理店 (株)メディカ・アド
　　　　　TEL 03-5776-1853
e-mail　perinatal@medica.co.jp
URL　　http://www.medica.co.jp
印刷製本　株式会社廣済堂

本誌に掲載する著作物の複製権・翻訳権・翻案権・上映権・譲渡権・公衆送信権（送信可能化権を含む）は株式会社メディカ出版が保有します。
JCOPY 〈（社）出版者著作権管理機構 委託出版物〉
本書の無断複写は著作権法上での例外を除き禁じられています。複写される場合は、そのつど事前に、（社）出版者著作権管理機構（電話 03-3513-6969、FAX 03-3513-6979、e-mail：info@jcopy.or.jp）の許諾を得てください。

ISBN978-4-8404-5041-6　　　　　　　　　　　　　Printed and bound in Japan